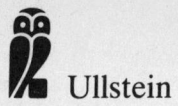 Ullstein

W0058185

Hademar Bankhofer

Bio-Selen

Natürlicher Schutz für unser Immunsystem

Ullstein

Ratgeber
Ullstein Buch Nr. 35399
im Verlag Ullstein GmbH,
Frankfurt/M – Berlin

Ungekürzte Ausgabe

Umschlagentwurf und Illustration:
Friedemann Porscha
Alle Rechte vorbehalten
Taschenbuchausgabe mit freundlicher
Genehmigung der F. A. Herbig Verlags-
buchhandlung GmbH, München
© 1988 by F. A. Herbig Verlagsbuch-
handlung GmbH, München
& Script Medien Agentur, Grünwald
Printed in Germany 1996
Druck und Verarbeitung:
Presse-Druck Augsburg
ISBN 3 548 35399 1

3. Auflage März 1996

Gedruckt auf alterungsbeständigem
Papier mit chlorfrei
gebleichtem Zellstoff

Die Deutsche Bibliothek –
CIP-Einheitsaufnahme

Bankhofer, Hademar:
Bio-Selen : natürlicher Schutz für unser
Immunsystem / Hademar Bankhofer. –
Ungekürzte Ausg., 3. Aufl. – Frankfurt/M ; Berlin:
Ullstein, 1996
   (Ullstein-Buch ; Nr. 35399 : Ratgeber)
   ISBN 3-548-35399-1
NE: GT

Inhalt

»Wie kein zweites Spurenelement steht das seit 1957 als lebensnotwendig erkannte Selen im Blickpunkt biologischer, biochemischer, ernährungsphysiologischer und medizinischer Forschung.«

Prof. Dr. G. N. Schrauzer, Kalifornien

»Bio-Selen hat mein Leben gerettet!«
Ein Vorwort

Der Producer des Hauptabendprogrammes beim privaten Fernsehsender ›RTL plus‹ winkt mir ab. Für mich ist dies das Zeichen: Ich muß mich von den Zuschauern verabschieden. Ich tue es. Die Schlußmusik ertönt. Das Rotlicht der Kamera erlischt. Wieder ist eine Gesundheitssendung vorbeigegangen. Der Tonmeister nimmt mir das Mikrophon ab. Zum Abschminken habe ich noch keine Zeit. Denn wie so oft nach meinen Sendungen, stehe ich unmittelbar danach den Zuschauern am Telefon zur Verfügung.

Als ich das dafür vorgesehene Zimmer betrete, hält mir meine Assistentin Christine bereits den Hörer entgegen und meint: »Sie warten schon alle auf dich. Es ist bereits der Teufel los!«

Und dann sitze ich fast eine Stunde am Apparat, spreche mit gesunden Menschen, die gesund bleiben, mit kranken Menschen, die gesund werden wollen. Ich gebe Ratschläge weiter, erzähle von den Erfahrungen namhafter Ärzte und Naturheilexperten. Aber ich höre mir auch gerne die Schicksale von Zuhörern an.

An diesem Abend habe ich drei Menschen am Telefon, deren Geschichten mich besonders tief beeindrucken. Es sind zwei Frauen und ein Mann.

Die 47jährige Hannelore Harder ist von Beruf Kaffeeimporteurin. Sie stammt aus Neuseeland und lebt in der Bundesrepublik. Sie hat vor zwei Jahren plötzlich Knoten in der rechten Brust entdeckt. Die ärztliche Diagnose lautete: Brustkrebs. Sie mußte sofort operiert werden. Doch einige Zeit später geriet die Patientin nach anfänglicher Hoffnung erneut in Panik: Es hatten sich wieder Knoten in der Brust gebildet. Die Ärzte rieten zu einer sofortigen weiteren Operation. Doch Hannelore Harder wollte nicht mehr, wollte sich eher den Kräften der Natur anvertrauen. Sie hatte von einem Arzt gehört, der wahre Wunder vollbracht haben soll. Am Telefon sagt sie mit zuversichtlicher Stimme zu mir: »Er hat auch an mir ein Wunder vollbracht. Heute sind die Knoten in meinem Gewebe so winzig, daß man sie kaum ertasten kann. Und auch sie werden noch restlos verschwinden. Bio-Selen hat mein Leben gerettet!«

Dann ist da die 65jährige Lucia German aus Bayern. Sie leidet an chronischer Leukämie und ist erst seit kurzem in Behandlung. Aber sie sagt fasziniert: »In wenigen Tagen ist es gelungen, meine erschreckend hohe Leukozytenzahl rapide zu senken. Meine lähmende Müdigkeit ist weg. Ich habe wieder Lebensfreude. Ich spüre, es geht mit mir bergauf.« Und als ich sie frage, welche Therapie ihr geholfen hat, da antwortet sie: »Ich habe Bio-Selen in Kapselform bekommen. Ein ganz natürliches Element, das mir vorher im Körper gefehlt hat!«

Schließlich berichtet mir der 65jährige Wiener Eberhard Schmidt von seinem Martyrium. Inmitten eines aktiven, sportlichen Lebens erkrankte er urplötzlich an Blasenkrebs. Die Ärzte wollten ihn operieren. Doch er wußte, daß so ein Eingriff beim Mann einer Verstümmelung gleichkommt. Und so fuhr er quer durch die Welt, bis er einen Arzt fand, der ihn nicht operierte, sondern ihm eine Vollwerternährung verschrieb und ihn mit Bio-Selen behandelte. Sein Kommentar am Telefon: »Ich bin heute geheilt. Die Mediziner, die mich operieren wollten, können es nicht fassen. Ich nehme das Selen weiter, damit ich meine Abwehrkräfte gegen weitere Krebsattacken stark machen kann!«

Diese drei Anrufe, diese drei Schicksale haben mich besonders von den insgesamt fünfundachtzig Telefongesprächen beeindruckt. Immer wieder höre ich den Satz: »Bio-Selen hat mein Leben gerettet!«
Ich habe schon oft von Selen und Bio-Selen gehört. Aber als ich die Telefonstunde nach der Fernsehsendung beende, wird mir klar, daß ich mich viel zu wenig darüber informiert habe. Plötzlich möchte ich mehr über Selen und die Selen-Forschung wissen. Und ich bin überzeugt, daß es Millionen Menschen auch so geht.
Und als ich kurz vor Mitternacht abgeschminkt das Studio verlasse und vor dem leeren Fernsehgebäude in ein Taxi steige, da weiß ich es ganz genau.
Ich möchte ein Buch über Bio-Selen schreiben, über dieses natürliche Spurenelement, von dem vor ein paar Jahren noch kaum jemand gesprochen hat, das aber heute zukunftsweisend zu einem Zauberwort in der Vorbeugung und Behandlung zahlreicher Krankheiten geworden ist.

Vom »Gift« zum Heilmittel

Die Entdeckung des Jöns Jakob Berzelius

Ein später Sommerabend des Jahres 1817. In einem einzigen Labor der Universität von Stockholm brennt noch Licht. Wie so oft ist der 38jährige Professor der Chemie, Jöns Jakob Berzelius, noch an der Arbeit An seiner Seite steht interessiert und bewundernd der Chemiestudent Niels. Er weiß, daß der Professor einem neuen Element auf der Spur ist. Die Nerven des Gelehrten sind angespannt. Er ist so vertieft, daß er Welt, Zeit und Raum vergessen hat.

Vor ihm auf einem großen Tisch stehen Glasröhrchen, Heizapparate, Töpfe und Pfannen. In einem Gefäß brodelt es.

Leise erkundigt sich Niels: »Ich wollte Sie nicht stören, Professor. Darum habe ich noch nicht gefragt. Aber die Neugierde läßt mir keine Ruhe. Was erhitzen Sie da?«

Zum ersten Mal seit drei Stunden spricht Jöns Jakob Berzelius: »Mein lieber Niels. Paß gut auf. Heute ist ein historischer Tag in der Geschichte der Chemie. Es ist nicht übertrieben, wenn ich es so ausdrücke. Du weißt, daß ich vor einigen Tagen Abfälle aus unserer Schwefelsäure-Fabrik in Stockholm ins Labor geholt habe. Eine graue Masse, die sich im Bleikammerschlamm der Fabrik abgesetzt hat. Und da habe ich eine neue Substanz entdeckt, die bisher niemandem aufgefallen ist …«

Jöns Jakob Berzelius bricht mitten in seinen Erklärungen ab und starrt auf das Gefäß mit dem brodelnden Inhalt. Dann packt er den Studenten am Arm und schreit: »Da, jetzt ist das Ganze heiß genug. Jetzt bilden sich kleine graue, rote und orangefarbene Kristalle. Faszinierend. Wir haben es geschafft ...!«

Der Chemieprofessor richtet sich auf und atmet tief die Luft des Raumes ein. Dann blickt er fragend den Studenten an: »Fällt dir etwas auf?«

Niels nickt: »Ja, natürlich. Es riecht plötzlich so übel. Ich würde sagen: Es ist Knoblauch oder faulender Kohl oder...«

Der Professor ergänzt zustimmend: »Ja, so ähnlich. Oder verfaulter Rettich. So riecht dieses neue Element aus der Erde, das wir bisher nicht kannten.«

Niels will wissen: »Warum ist es bisher noch keinem Chemiker aufgefallen? Bleischlamm aus Schwefelsäure-Fabriken ist doch schon oft untersucht worden.«

Berzelius ist der Ansicht: »Es ist nur in ganz geringfügigen Mengen, eigentlich nur in Spuren in unserer Erde enthalten.«

Fasziniert betrachten die beiden die brodelnde Masse vor sich im Gefäß. Zuerst, als sich Kristalle gebildet haben, hatte das Ganze an die 100 Grad Celsius. Doch der Erhitzungsprozeß geht weiter. Bei 217 Grad beginnen die Kristalle zu schmelzen. Was Berzelius an diesem Abend nicht herausfindet, was aber später erkannt wird: Bei 685 Grad Celsius siedet dieses neuentdeckte Element und wird zu einem braunrotem Dampf.

Ein zweites Experiment nimmt der Professor allerdings in Angriff. Er gibt einige Kristalle in Salpetersäure, einige in Schwefelsäure. Das Element löst sich auf. Dann gibt er die restlichen Kristalle in Salzsäure. Dort bleiben sie erhalten. Dann verbrennt er die Teilchen des Elements. Das gibt eine kornblumenblaue Flamme.

»Damit ist der Beweis erbracht«, murmelt er zufrieden. »Es gibt ein chemisches Element, ein Spurenelement, das dem Schwefel und dem Tellur nahe verwandt ist.«

Der Student will wissen: »Professor, wenn Sie dieses Spurenelement entdeckt haben, dann müssen Sie ihm auch einen Namen geben. Wie werden Sie es denn nennen?«

Jöns Jakob Berzelius überlegt einige Minuten und starrt in seine Töpfe und Pfannen im Labor. Dann erhellt sich sein Gesicht: »Als Klaproth im Jahr 1782 sein neuentdecktes Element Tellur nannte, leitete er den Namen von tellus ab, was soviel wie Erde heißt. Unser Spurenelement ist dem Tellur sehr ähnlich. Bleiben wir bei der griechischen Sprache. Selene heißt der Mond. Warum soll dieses Element nicht Selen heißen. Es ist dem Tellur so ähnlich, wie etwa der Mond unserer Erde ...!«

Niels ist ganz aufgeregt, daß er in dieser bedeutenden Stunde des großen Chemikers und Mineralogen dabeisein darf. Er meint: »Ich habe von all dem, was Sie vorhin über dieses Selen gesagt haben, noch nicht viel verstanden. Eines aber würde ich gern wissen: Ist dieses Element für uns Menschen von großer Bedeutung?«

Berzelius denkt gar nicht lange nach: »Das wird die Aufgabe von zukünftigen Wissenschaftlern sein. Vielleicht ist dieses Selen wichtiger, als wir es vermuten können. Eines aber muß ich aus meinen Beobachtungen schließen. Dieses Element Selen, das endlich isoliert werden konnte, ist möglicherweise nicht ungefährlich.«

Der Steckbrief eines Spurenelementes

Jöns Jakob Berzelius hat über seine Beobachtungen von Selen viele Abhandlungen geschrieben. Seine Leistungen auf dem Gebiet waren mit ein Grund, daß er 1818 den Adelstitel verliehen bekam. Und immer wieder wies er auf mögliche Gefahren des Selens hin. Das prägte sich derart in das Bewußtsein seiner Zeitgenossen und nachfolgender Wissenschaftler ein, daß Selen vorerst nicht weiter in bezug auf seine Bedeutung für den Menschen erforscht wurde. Das Spurenelement war und blieb daher auch für die Medizin uninteressant.

Es dauerte lange, bis diese Skepsis verschwand. Im Grunde genommen war das erst im Jahr 1957.

Allerdings forschte man in der Chemie sehr wohl weiter am Spurenelement Selen, sodaß man sehr bald viel mehr wußte, als Berzelius aus dem Bleikammerschlamm der Schwefelsäurefabrik zu Gripsholm herausfand.

Und so entstand im Laufe der Zeit ein beeindruckender Steckbrief eines Elementes, das aus der Erde kommt und heute als Element der Zukunft gilt:

Das Selen ist eines von rund 90 stabilen Elementen unserer Erdkruste. Was seine Häufigkeit des Vorkommens betrifft, steht es an 60. Stelle. Im Durchschnittswert finden sich 0,09 Milligramm Selen in 1 Kilo Erdmaterial. Selen ist damit etwa so selten wie Gold. Allerdings ist es weiter über die Erdoberfläche verbreitet.

Konkret bedeutet das: Selen findet man

- in fast allen Gesteinen
- in fast allen erdigen Böden und
- in fast allen Gewässern

Wenn ein Laie das Wort Selen hört, so denkt er vorerst an den Begriff Selenzellen. Das ist eine vollkommen richtige Gedankenverbindung. In der Elektrotechnik werden aus Selen Photozellen erzeugt. Das geht auf das Jahr 1873 zurück. Damals stellte man fest, daß das graue Selen den elektrischen Widerstand beim Belichten verringern kann. Eine Selenzelle ist ein elektrisches Auge, wie es in Alarmvorrichtungen und Zählapparaten vorkommt. Das graue Selen entsteht, wie schon erwähnt, durch Erhitzen des rotbraunen Selenpulvers aus der Natur.

Selen tritt in verschiedenen Formen auf:

- metallisch
- kristallin
- amorph

In seiner elementaren Form kommt Selen nur sehr selten vor. Man findet es vielfach als Selensäure, Selenoxide oder als Selensalze, die auch als Selenit oder Selenat bezeichnet werden.

Es ist kein Zufall, daß Berzelius das Spurenelement Selen im Bleikammerschlamm einer Schwefelsäurefabrik entdeckte und daraus isolierte. Trotz der deutlichen Ähnlichkeiten mit dem Tellur ist Selen noch stärker mit dem Schwefel verwandt und tritt auch in Schwefelverbindungen in der Natur auf. So findet man Selen in Vulkanschwefel sowie in allen natürlich vorkommenden Schwefelmineralien. Daher wird nahezu alles Selen aus Nebenprodukten gewonnen, die bei der Aufarbeitung von Schwefelkupfererzen anfallen.

Auf der ganzen Welt wird gegenwärtig eine Menge von 1500 Tonnen Selen hergestellt, und zwar in den Produktionsländern Kanada, Japan, Schweden, Belgien, Mexiko sowie in den Vereinigten Staaten von Amerika.

Die Industrie braucht Selen

Kein Mensch hatte auch nur im entferntesten eine Ahnung von der gesundheitlichen Bedeutung des Selens für die Lebewesen unserer Erde, als man vorerst dieses Spurenelement für die Industrie entdeckte. Und da hat es heute noch eine beachtliche Bedeutung:

- Selen in Form von Cadmiumsulfoselenit wird in der Glasindustrie eingesetzt. Man färbt damit rotes Glas ein, wie es beispielsweise für Straßenverkehrsampeln verwendet wird.
- Selen ist aber auch aus der Keramikerzeugung nicht wegzudenken. Bestimmte keramische Massen werden damit rot eingefärbt.
- Die moderne Stahlindustrie könnte ohne Selen nicht

sein, denn dieses Spurenelement ist notwendig für die Produktion von rostfreiem Stahl.

- Schmiermittel für Maschinen werden durch Selen hochwertiger.
- Selen wird zur Erzeugung von elektrischen Gleichrichtern benötigt.
- Es ist ein wesentlicher Produktionsstoff der Photoindustrie.
- Stark eingesetzt wird Selen in neuester Zeit in der Reproduktionstechnik. Viele Xerographie-Vorgänge wären ohne Selen nicht möglich.

Man sieht: Der Einsatz von Selen in der Industrie ist weitbemessen. Das Selen, das solcherart Verwendung findet, wird auf folgende Weise gewonnen:

- Entweder filtert man es aus dem Anodenschlamm nach der elektrolytischen Raffination von Kupfer.
- Oder man löst es auch heute aus dem Bleikammerschlamm und dem Flugstaub, wie sie beim Rösten vieler Schwefelerze anfallen.
- Man erhält dann als Endprodukt Selen-Pulver.
- In den Handel kommt Selen zumeist als glasartige, spröde Masse. So wird es dann industriell weiterverwertet.

Das ist allerdings nicht das Selen, das die Medizin heute für unsere Gesundheit als Vorbeugung und als Therapie einsetzt.

Dazu muß man folgendes wissen:

Selen gibt es in zwei verschiedenen Strukturen:

- als anorganische Verbindung
- als organische Verbindung

Als anorganische Verbindung ist Selen in der Erde, im Gestein und im Gewässer zu finden.

Zur organischen Verbindung wird es erst dann, wenn es von der Pflanzenwelt aus der Erde, aus dem Gestein oder aus dem Gewässer aufgenommen wurde. Jetzt erst ist es nämlich für den menschlichen Organismus verwertbar.

20

Die Pflanze wandelt sozusagen das anorganische Selen in organisches Selen um. Jetzt ist es für unsere Organe und Zellen resorbierbar.

Und um dieses organische Selen – auch Bio-Selen genannt – geht es in der Medizin.

Es gibt eine zweite Möglichkeit für den Menschen, Selen mit der Nahrung aufzunehmen: Auch das Tier nimmt organisches Selen von den Pflanzen auf. Vor allem in inneren Organen wie in der Leber oder im gesamten Fisch wird es besonders gespeichert. Und mit dem Verzehr von Fleisch, Innereien und Fisch geht es in den menschlichen Organismus über. In der Nahrung liegt das Selen als Eiweißverbindung in Form von Selen-Methionin und Selencystein vor. Es verteilt sich binnen kürzester Zeit im gesamten Organismus.

Verzögerungen in der Selen-Forschung

Wer die Geschichte des Selens kennenlernt, der versteht auch bald, warum die medizinische Wissenschaft so spät und dann auch noch so vorsichtig dieses Spurenelement in der Vorsorge und in der Behandlung akzeptierte. Der versteht auch, warum die Meldungen über medizinische Erfolge mit Selen mitunter heute noch so zögernd weitergegeben werden.

Am Anfang standen nämlich die übertriebenen Panikmeldungen von Selen-Vergiftungen an Tier und Mensch.

Es klingt skurril: Aber man sprach bereits von Selen-Vergiftungen, als man das Selen noch gar nicht kannte. Das ist aber den Wissenschaftlern klar, wenn sie die detaillierten historischen Angaben prüfen, die man in alten Schriften findet.

Die älteste Beschreibung einer Selen-Vergiftung ist bereits 700 Jahre alt. Sie stammt von Marco Polo, der 1295 in seinen Tagebüchern von seinen Reisen durch Westchina berichtete. Er sah unterwegs Pferde, denen die Hufe abfielen, die keine Haare mehr hatten und die auch sonst schwach und krank aussahen. Sie waren in diesen Zustand gekommen, weil sie ganz bestimmte, von den Menschen gefürchtete Weidepflanzen im Übermaß gefressen hatten.

Ein weiteres Mal gab es ähnliche Meldungen im Jahr 1856 durch den Militärarzt Dr. Madison von der amerikanischen Armee. Er schrieb in sein Tagebuch: »Die Dragonerkompanie im Fort Randall verzeichnet einen großen Verlust unter den Pferden. Fast scheint es, als ob die Tiere von Pflanzen gefressen haben, die Gift enthielten ...«

Das waren bislang nur Vermutungen. Im Jahr 1933 dann erkannte man die Ursache solcher Vergiftungen von Weidetieren. Zunächst sprach man von der Alkali-Krankheit. Das hatte einen besonderen Grund: Tiermediziner machten für Krankheit und Tod von Tieren in der amerikanischen Rocky-Mountain-Region den hohen Kali-Gehalt der Gewässer und des Bodens verantwortlich. Und das waren die typischen Anzeichen bei den Pferden:

- Die Tiere verloren die Haare aus dem Schwanz und aus der Mähne.
- Sie litten an schmerzenden Entzündungen an den Hufen und verloren diese dann auch.
- Die Pferde waren lustlos, verloren an Gewicht und bekamen zum Teil steife Beine, weil die Gelenksknochen brüchig wurden.

In den Jahren 1860 bis 1910 verzeichnete die amerikanische Armee auf diese Weise den Verlust von 35 000 Reittieren. Und später in den Jahren von 1907 bis 1908 meldeten die Farmer in dieser Gegend den Tod von 15 000 Schafen mit denselben Symptomen.

Nach und nach kamen Wissenschaftler hinter die Ursache für dieses Massensterben. Man wußte aus Bodenuntersuchungen, daß in diesen Gegenden ungeheuer viel Selen im

Boden und auch in einer Reihe von Pflanzen war. Parallel wurden in dieser Richtung erfolgreiche Beobachtungen in den amerikanischen Bundesstaaten Süd-Dakota, Nebraska und Wyoming gemacht.

Aber nicht nur Pferde und Schafe wurden im Laufe der Geschichte von Selen-Vergiftungen befallen. Es gibt auch Meldungen von Rindern. Die Krankheit hieß vorerst Blind Staggers. Die befallenen Kühe und Stiere zeigten Störungen des zentralen Nervensystems, irrten ziellos auf den Weiden umher, magerten bis auf die Knochen ab, fraßen nichts mehr und wurden teilweise blind. Im weiteren Verlauf traten Muskellähmungen, Atemstörungen und Durchfälle auf. Auch in diesen Fällen hatten die Rinder von ganz bestimmten Weidepflanzen gefressen, in denen man nachträglich hohe und höchste Selen-Werte feststellen konnte. Untersuchungen der toten Tiere ergaben: Im Fleisch fanden sich hochkonzentrierte Selen-Mengen.

Aus anderen Teilen der Vereinigten Staaten von Amerika wurden zu einem späteren Zeitpunkt ähnliche Todesfälle bei Hühnern und Schweinen verzeichnet. Die Tiere starben an Anämie oder an Magersucht. Erstes Anzeichen bei den Schweinen: Die Fortpflanzungsfähigkeit nahm ab. Die Hühner legten keine Eier mehr.

All diese Meldungen hatten zur Folge, daß sich Chemiker, Biologen und Tiermediziner mit dem Problem von stark selenhaltigen Böden auseinandersetzten. Selen hatte zu diesem Zeitpunkt ein durch und durch negatives Image.

Eines war nun klar: Es gab auf unserer Erde verschiedene Gebiete, in denen man im Boden einen Selen-Überschuß – also einen hohen Gehalt dieses Spurenelementes – nachweisen konnte. Aufgrund dieses Überschusses haben sich im Laufe von Jahrtausenden ganz bestimmte Pflanzen etabliert, die das Selen besonders rasch und gern aufnehmen. Diese Pflanzen – dazu zählen vor allem die Astragalus-Gewächse – saugen das Selen in ihre Blätter auf.

Wenn nun Weidetiere in Gebieten, wo es nur spärlichen Grünwuchs gibt, auf diese Pflanzen angewiesen sind, dann fressen sie davon und ziehen sich eine chronische Selen-Vergiftung zu. Hühner und Schweine fielen diesen Vergiftungen zum Opfer, weil sie mit Getreide gefüttert worden waren, das auf solchen selenhaltigen Böden gepflanzt worden war. Keine Frage: Selen galt grundsätzlich als höchst bedenkliche Substanz. Niemand kam auf die Idee, dieses Spurenelement als lebenswichtig anzusehen. Dazu trugen allein schon medizinische Berichte über Selen-Unverträglichkeiten beim Menschen bei:

- Es wurden chronische Selen-Unverträglichkeiten bei Bewohnern von Wyoming, Nebraska und South Dakota beobachtet. Die Menschen waren immer müde, hatten Verdauungsstörungen, waren entweder gereizt oder litten unter Depressionen. Sie bekamen Atemprobleme, hatten Störungen im Haarwuchs, an den Fingernägeln und Gallenprobleme.

- Ähnlich erging es Indianern vom Stamm der Ute, die lange Zeit aus einem ganz bestimmten Brunnen Wasser geholt hatten. Das Wasser enthielt große Mengen an Selen.

- Auf ganz andere Weise sprach man von Selenvergiftungen am Menschen in den sechziger Jahren. Eine Reihe von Arbeitern, die in Fabriken für Selen-Herstellung beschäftigt waren und die regelmäßig Selen-Dämpfe eingeatmet hatten, zeigten typische Krankheitssymptome: Sie litten unter permanenter Übelkeit, schlecht riechendem Atem, Depressionen und Apathie.

Es handelte sich dabei um seltene Vorkommnisse, die zum Teil aus Sensationslust noch übertrieben und ausgeschmückt wurden. Und so kam es, daß Experten wie Laien vorerst diesem Spurenelement gegenüber sehr vorsichtig eingestellt waren. Das brachte in der Forschung eine Verzögerung.

Selen-Überschuß ist äußerst selten

Negative Meldungen gehen schneller um die Welt als positive. Schlechte Nachrichten verbreiten sich rascher. Daher trugen all diese Berichte im Laufe der Jahre mehr und mehr dazu bei, daß nahezu jeder – auch namhafte Mediziner, Chemiker und Biologen – vorerst der Ansicht war: Selen ist Gift.

Erst die Analysen der oben angeführten Selen-Vergiftungen bei Tieren und Menschen änderte diese Ansicht: Es stellte sich nämlich im weltweiten Vergleich heraus, daß es nur ganz wenige Gebiete gibt, in denen man von einem Selen-Überschuß sprechen kann. Mehr noch: Man fand heraus, daß es eine Reihe von Regionen in allen Teilen der Welt gibt, in denen es wenig Selen, ja sogar einen deutlichen Mangel an Selen gibt. Vielleicht hätte man in der ursprünglichen Fehleinschätzung des Selens als gefährliches Spurenelement diese Tatsache als erfreulich empfunden. Das war aber nicht gut möglich. Denn im Zuge weltweiter Forschungen stieß man auf ein anderes Phänomen, von dem man vorher nicht Kenntnis genommen hatte.

- Es gab Krankheiten bei Menschen und Tieren, die durch einen Mangel an Selen zustande kamen.
- Es gab Gegenden, in denen der Selen-Gehalt des Bodens rapide abnahm und parallel dazu auch der Gesundheitszustand der Bevölkerung sich bedenklich verschlechterte.
- Und obendrein begegnete man Menschen in Regionen mit einem höheren Selen-Spurengehalt, die besonders robust, vital und langlebig waren.

Die Meinung über Selen ändert sich

Mit einem Mal stand das Selen im Mittelpunkt ganz neuer Forschungen. Und sie waren das auslösende Moment dafür, daß sich binnen kurzer Zeit die Meinung über dieses Spurenelement änderte.

Nach weltweiten Bodenuntersuchungen hatte man einen Überblick über das tatsächliche Selenvorkommen. Und daraus ergab sich:

- In Spuren ist Selen in fast allen natürlich vorkommenden Schwermetallsulfiden zu finden.
- Der Selen-Gehalt variiert jedoch sehr stark.
- Es gibt somit Gegenden mit absolutem Selen-Überschuß. Dazu gehören die westlichen Staaten der USA, Teile Chinas, Venezuela, Kolumbien, Israel und Irland.
- Viel häufiger aber gibt es Gegenden, in denen ein ausgesprochener Selen-Mangel zu verzeichnen ist. Dazu gehören viele Staaten des Ostens und des Nordwestens der USA, England, Schottland, Kanada, die skandinavischen Länder, Australien, die Bundesrepublik Deutschland, Österreich, die Schweiz, Teile Südamerikas, Japan, weite Teile Chinas und Neuseeland.
- In den restlichen Gebieten der Erde scheint es, daß gerade ausreichend Selen im Boden ist.

Die Quintessenz dieser Untersuchungen aber wurde bald allen Medizinern und Wissenschaftlern klar: Es kann keine Rede mehr davon sein, daß Selen ausschließlich ein schädliches Spurenelement ist. Ein Zuviel ist für den menschlichen und tierischen Organismus zweifellos mit gesundheitlichen Risiken verbunden. Ein Zuwenig aber kann noch viel verhängnisvoller werden. Das aber führt zu einem einzigen unwiderlegbaren Schluß: Selen ist ein lebensnotwendiges Spurenelement. Der Körper braucht es in einer gewissen Menge, um bestimmte gesundheitliche Funktionen aufrechterhalten zu können.

Somit gilt für Selen der historische Satz des Paracelsus: Die Dosis macht's, ob etwas zum Gift oder zur heilenden Arznei wird ...

Und der Wissenschaftler, der dem Selen das Prädikat »essentiell« – also lebenswichtig – verlieh, war der Arzt und Forscher Dr. Klaus Schwarz. Er setzte die Revolution für den Meinungswechsel über Selen in Gang. Und er rettete damit vielen Menschen zweifelsohne das Leben.

Selen – das neue Lebenselixier

Rätselhafte Erkrankungen werden geklärt

Drückende Hitze brütet über Kalifornien. Man schreibt das Jahr 1944. Der deutsche, in die USA ausgewanderte Physiker und Arzt Dr. Klaus Schwarz führt mit fieberhaftem Interesse in seinem Labor ganz entscheidende Versuche durch. Er kennt plötzlich eine Möglichkeit, erfolgreich Lebernekrosen zu behandeln.

Dr. Klaus Schwarz kennt alle einschlägigen Untersuchungen aus der Vorkriegszeit. Man hatte damals beobachtet, daß bei Ratten unter ganz bestimmten Ernährungsbedingungen ganz plötzlich Lebernekrosen auftreten können. Damals aber konnte man die Nekrosen noch nicht konkret von den Leberzirrhosen unterscheiden.

Jetzt aber ist der Wissenschaftler soweit, daß er diese Krankheitsbilder auseinanderhalten kann.

Er sitzt wieder vor seinem Mikroskop, beobachtet die Lebergewebe einer Ratte und diktiert seiner Mitarbeiterin: »Diese Lebernekrose wurde experimentell durch Verfütterung hochgereinigter Casein-Diäten hervorgerufen.«

Dann schiebt er eine andere Probe unters Mikroskop und diktiert weiter: »Diese Nekrose aber läßt sich durch eine gezielte Ernährung wieder heilen. Und zwar durch einen Zusatz von Vitamin E, durch große Mengen von schwefelhaltigen Aminosäuren wie Cystin und Cystein!«

Dr. Klaus Schwarz blickt auf: »Wäre ich nur schon ein Stück weiter. Es gibt da außer dem Vitamin E und den schwefelhaltigen Aminosäuren noch einen ganz wichtigen Bestandteil in der Nahrung, der mithilft, die Lebernekrose zu heilen. Vermutlich ist es ein neues, noch unentdecktes Vitamin!«

Er glaubt noch längere Zeit an seine Vermutung der Vitamin-Theorie. Doch es war kein Vitamin. Er isolierte diese geheimnisvolle Substanz aus Bierhefe aus der Leber und den Nieren von Schweinen. 18 Jahre lang forschte er danach und nahm rund 160 000 Rattenversuche vor.

Schließlich hat er den Inhaltsstoff als Präparat gewonnen. Er geht damit abermals ins Labor und erklärt seinen beiden Assistenten: »Wir wollen es noch einmal reinigen, ehe wir es einsetzen.«

Er behandelt die Substanz mit Alkali. Und da sehen die Männer sich erstaunt an und stellen eins fest: im Raum riecht es penetrant nach Knoblauch.

Die Miene von Dr. Klaus Schwarz erhellt sich. Er hat des Rätsels Lösung gefunden: »Das ist kein Vitamin, das wir da die ganze Zeit zu erforschen versuchen und das so lebenswichtig zu sein scheint, daß es Krankheiten wie Lebernekrosen heilen kann. Das ist das Spurenelement Selen!«

Durch diese Entdeckung bekommen alle weiteren Forschungen eine ganz andere Richtung. Und die Quintessenz dabei ist:

- Die bei den Ratten künstlich erzeugte Nekrose wurde vor allem unbewußt dadurch forciert, daß die Tiere mit einem ganz bestimmten Magermilchpulver gefüttert wurden. Bei der Herstellung dieses Pulvers waren bis zu 50 Prozent Selen-Verluste entstanden. Ein Mangel an Selen hatte also die Nekrose entstehen lassen.

- Weitere Untersuchungen ergaben: Ratten, die selenarm ernährt wurden, gingen binnen drei Wochen ein. Aber schon eine Woche nach Beginn dieser mangelhaften Fütterung begann der Zerstörungsprozeß im Organismus. Die Leber zeigte Degenerationserscheinungen, Schwellungen und Wucherungen.

- Parallel dazu zeigten Versuche an Schweinen: Tiere, die

mit selenarmem Futter versorgt wurden, wiesen degenerative Veränderungen von Muskeln, Fett und Herz auf. Viele starben an einem plötzlichen Herztod.

- Bei Rindern mit Selen-Mangel konnte man Nierenschäden, Wachstumsstörungen, Lungenstörungen, frühzeitige Verkalkung und Störungen der Bauchspeicheldrüse beobachten.

Mit dieser Erkenntnis hat Dr. Klaus Schwarz eine Reihe von vorher rätselhaften Tiererkrankungen auf der ganzen Welt geklärt und als Selen-Mangelerkrankungen erkannt. Als er dies feststellt, denkt noch kaum jemand daran, daß das Selen damit praktisch als wesentliches Vorbeuge- und Heilmittel für menschliche Leiden entdeckt worden ist.

Mit einemmal blickt die ganze Welt auf Dr. Klaus Schwarz. Vor allem Tierzüchter und Farmer sind ihm dankbar. Sie wissen nämlich jetzt endlich, wie sie katastrophalen Tierausfällen beikommen können.

»Ill-Thrift« bei Kälbern und Fohlen – Selenmangel

Jahrzehntelang wußte man es nicht: In Neuseeland, Australien und weiten Teilen von Texas traten immer wieder schwerwiegende Wachstumsstörungen bei Kälbern und Fohlen auf. Die Tierärzte und Tierwissenschaftler nannten die Krankheit »Ill-Thrift« und konnten sich die Ursache nicht erklären. Heute liegt der Fall klar auf der Hand: Die Tiere nahmen durch das Futter ihrer Weideplätze zu wenig und zum Teil gar kein Selen auf. Die Folge: Der Tierorganismus funktionierte nicht mehr harmonisch.

Die Weißmuskel-Krankheit bei Lämmern und Kälbern – Selen-Mangel

Bis vor wenigen Jahren noch fürchteten Viehzüchter und Bauern nahezu aller viehzuchttreibenden Staaten der Welt die sogenannte Weißmuskel-Krankheit, im englischen Sprachraum als »White Muscle Disease« bezeichnet.
Im Jahr 1960 gingen laut einer internationalen Statistik bis zu 30 Prozent aller Schafe und Lämmer in Neuseeland, Estland und in der Türkei zugrunde. Auch Ziegen wurden davon befallen. Die ersten Symptome dieser Krankheit: zuerst kaum merkbare Gehschwierigkeiten, später Lähmungserscheinungen an den Hinterbeinen. Dann erst traten Degenerationserscheinungen an den Muskeln auf. Ganz typisch waren dabei große Kalziumablagerungen in den Muskeln. Bei fortschreitender Krankheit kam es zu Lähmungen an der gesamten Skelettmuskulatur und schließlich am Herzen. Viele Lämmer, Ziegen und auch Kälber gingen nach diesem Martyrium binnen weniger Stunden an plötzlich auftretender allgemeiner Körperschwäche sowie an Atemschwierigkeiten ein.

● Im Jahr 1955 gingen im amerikanischen Bundesstaat Oregon bis zu 50 Prozent aller Lämmer an der Weißmuskel-Krankheit zugrunde. Der Name des Leidens kam übrigens von der ungewöhnlichen Weißfärbung der Muskeln aufgrund der reichen Kalziumablagerungen.

In Neuseeland erkrankten übrigens auch Hunde an der Weißmuskelerkrankung. Heute weiß man, daß sie mit dem Fleisch von Tieren gefüttert worden waren, die Selen-Mangel hatten. Dadurch bekamen auch die Hunde das für sie lebenswichtige Selen nicht genügend zugeführt.
In der Bundesrepublik Deutschland, in der Schweiz sowie in Österreich, wurde die Weißmuskel-Krankheit jahrzehntelang bei Rindern beobachtet. Sehr oft wurde das Leiden schon bei frischgeborenen Kälbern entdeckt. Die Tiere

lernten nie richtig fest stehen, hatten Appetit, aber keine Kraft, vom Euter des Muttertieres zu saugen, und litten obendrein unter Atem- und Schluckbeschwerden. Bauern beobachteten, daß die Jungtiere am Euter herumnuckelten, die Milch aber seitlich wegrann und nicht aufgenommen wurde. Bei erwachsenen Rindern zeigten sich Muskelstörungen und Herzerkrankungen. Sie wurden mitunter so geschwächt, daß sie bei der geringsten Futterumstellung und bei einem Transport auf der Stelle eingingen. Trächtige Kühe mit Weißmuskel-Krankheit waren nicht mehr fähig, richtig zu werfen.

Bei Fohlen in Mitteleuropa äußerte sich die Weißmuskel-Krankheit in allgemeiner Schwäche, in Muskelschwellungen an den Lenden, im Becken und an den Hinterschenkeln. Auch da kam es wieder zu Schluckbeschwerden sowie zu Gehstörungen.

Maulbeer-Herzkrankheit bei Schweinen – Selen-Mangel

In vielen Teilen der Erde sprach man jahrzehntelang von der Maulbeer-Herzkrankheit. In Wahrheit war es nichts anderes als Selen-Mangel wie bei der Weißmuskel-Krankheit. Bei den Schweinen endete das Leiden meist mit schweren Herzstörungen und Herzinfarkt. Zusätzlich konnte man an den Zuchttieren Muskeldegenerationen und Verkrümmungen im Rückenbereich feststellen. Die Schweine wurden apathisch, bekamen Atembeschwerden und Pulsschwäche, ehe sie eingingen.

»Exsudative Diathese« bei Hühnern – Selen-Mangel

Bis in die sechziger Jahre verzeichnete die amerikanische Geflügelzucht-Industrie Riesenverluste durch regelmäßiges Massensterben unter Hühnern und Putenküken. Man nannte die Krankheit »Exsudative Diathese«. Sie verursachte im Jahr rund 27 Millionen Dollar Schaden. Der amerikanische Wissenschaftler Dr. Scott erkannte zwar, daß es sich dabei um eine ernährungsbedingte Erscheinung handeln müßte. Doch er fand die Wahrheit nicht heraus. Er glaubte viel eher an einen Vitamin-E-Mangel.

Und so wirkte sich die Erkrankung auf Hühner und Puten aus: Das Federvieh wuchs nicht weiter, wies Störungen im Gefieder auf und bekam Ödeme. Die Tiere gingen reihenweise an sekundärer Anämie ein.

Mit dem Selen kommt die Rettung

Wie gesagt: Jahrzehntelang mußte man bei all den genannten Tierzuchten alljährliche Verluste hinnehmen. Man kam nicht dahinter, wie es zu diesen Krankheitsbildern kam.

Die Untersuchungen von Dr. Klaus Schwarz und weiter die parallel angestellten Forschungen von amerikanischen Wissenschaftlern wie Patterson, Milstrey und Stokstad brachten endlich die Wende. Jetzt wußte man eindeutig: Hinter all diesen Tierkrankheiten steckte nichts anderes als ein Mangel an dem Spurenelement Selen.

Der Beweis dafür war bald erbracht.

In den Jahren 1957 bis 1960 begann man in den Zentren von Zuchtvieh-Ausfall in den Vereinigten Staaten, in England und in Neuseeland den Tieren Selen ins Futter zu geben: Und da stellte sich heraus, daß sich die Tiere überraschend schnell erholten und wieder gesund wurden. Mitunter waren nur ganz geringe Selen-Zugaben notwendig.

Dabei aber machte man noch eine hochinteressante Entdeckung, die heute in der Humanmedizin im Gebrauch von Selen von entscheidender Bedeutung ist: Überall dort, wo man das Spurenelement Selen gemeinsam mit Vitamin E verabreichte, da hatte es besonders intensive und optimale Wirkung auf den Organismus. Die Heilung und Regenerierung trat noch rascher ein. Gemeinsam mit Vitamin E waren geringere Mengen an Selen notwendig. Und die Tiere waren dennoch voll geschützt.

Im Grunde genommen faszinierend: Allein die Erkenntnis der Bedeutung des Spurenelementes klärte mit einem Schlag zahlreiche Tierkrankheiten und schob jahrzehntelangen Massentiersterben einen Riegel vor.

Nun begann die Selen-Produktion auf Hochtouren.

Überall dort, wo die Maulbeer-Herzkrankheit bei Schweinen, Ill-Thrift bei Kälbern und Fohlen, die Weißmuskel-Krankheit bei Lämmern und Kälbern, die Exsudative Diathese bei Hühnern und Puten auftrat, wurde dem Futter regelmäßig Selen beigegeben. Und man hatte die bisher scheinbar unlösbaren Probleme im Griff.

Doch das genügte verständlicherweise den damit befaßten Tierwissenschaftlern, Ärzten und Forschern nicht. Die logische Frage war nun: Wie kommt es zu diesem Selen-Mangel bei den Tieren? Und wieso leiden Tiere in anderen Teilen der Welt nicht daran?

Es folgten Tier- und Bodenuntersuchungen sowie Analysen von Weidepflanzen und von Futtergaben.

Und bald wußte man konkret:

- Es gibt Gegenden und damit auch Weidegebiete in vielen Teilen der Erde, in denen grundsätzlich seit jeher sehr wenig oder gar kein Selen im Boden vorhanden ist. Auf solchen Böden wachsen in der Folge nur selenarme oder selenlose Pflanzen, die daher die Tiere, die davon fressen, nicht mit dem lebenswichtigen Spurenelement beliefern können.

- Es gibt aber auch Gegenden, in denen es erst im Laufe der Zeit zu Selen-Mangel kam. Der Hauptgrund: Ein unkontrolliertes Einsetzen von zuviel Kunstdünger, zumeist eine Überdüngung mit Ammoniumsulfat. Der Kunstdünger bindet das Selen im Boden und gibt es nicht an die Tiere weiter. Besonders gefährlich ist so eine Überdüngung in selenarmen Gebieten.

- Allerdings kann Selen-Mangel auch in Böden auftreten, die genügend Selen aufweisen. Zu dieser plötzlichen chemischen Veränderung des Bodens führen Regenfälle mit sogenanntem saurem Regen, die reichlich schwefelhaltige Fossilbrennstoffe und Schwefelsäure in den Boden einbringen. Auch dadurch wird Selen im Boden gebunden und nicht in die Pflanzen weitergegeben.

- Es kann aber auch auf gesunden, selenreichen Böden zu Selen-Mangel bei Tieren kommen, wenn diese mit angeliefertem minderwertigem Heu oder selenarmem Futter versorgt werden. So verliert zum Beispiel selenangereichertes Wiesenfutter durch zu lange Lagerung seinen Selen-Gehalt.

- Ähnliches passiert, wenn Tiere längere Zeit mit Futter versorgt werden, das chemisch – zum Beispiel mit Propionsäure – konserviert wurde.

Das alles beweist: Selen ist eindeutig ein Lebenselixier. Das Beispiel der Weidetiere zeigt es ganz deutlich: Sie brauchen nicht viel im Organismus. Aber sie brauchen es, um gesund leben zu können.

Wenn Selen fehlt, dann

- erleiden die Tiere Herzstörungen und Herzinfarkt,
- es treten Lähmungserscheinungen in den Muskeln auf,
- das Wachstum ist gestört,
- die Lebensfreude der Tiere ist dahin,
- die Fortpflanzungsfähigkeit und Gebärfähigkeit werden vehement gestört,
- es tritt eine allgemeine Schwäche ein
- das Immunsystem ist total gestört.

Daraus ergab sich für viele Wissenschaftler die zwingende Frage: Gibt es diesen Selen-Mangel auch beim Menschen?

Wieviele unerforschte Erkrankungen gehen auch da auf einen Selen-Mangel zurück? Braucht auch der Mensch zu einem harmonischen Lebensablauf seines Organismus dieses Selen, das einst nur als gefährliches Gift bezeichnet wurde? Die Antwort ergab sich rasch. Man brauchte sich in der Welt nur umzusehen: dort, wo Menschen sich von selenarmen Böden ernähren mußten, und dort, wo Menschen auf selenreichen Böden lebten. Und da machte man sensationelle Entdeckungen, welche die Türen der Medizin von morgen aufstießen.

Das Rätsel der Keshan-Krankheit wird gelöst

Long Island. Die größte von Moränen durchzogene Insel an der Ostküste der Vereinigten Staaten im Staate New York. Es ist ein stürmischer Herbsttag des Jahres 1966. In einem Strandhaus stehen der dunkelhäutige Hafenarbeiter Joe Bartrich und seine Frau Belinda am Bett ihrer zweijährigen Tochter Mary und beobachten den Hausarzt bei der eingehenden Untersuchung. Das Kind ist schwerkrank. Die auffallenden Symptome: Atemlosigkeit, Herzkrämpfe und Schmerzen an mehreren Körperstellen.
Der Arzt macht ein sehr besorgtes Gesicht. Sein Kommentar: »Ich muß sofort einen Rettungswagen bestellen. Das Mädchen muß unverzüglich in die nächste Klinik!«
Drei Stunden später liegt die kleine Mary in der Internen Abteilung des Krankenhauses von Brooklyn. Man hat sie mit einem Hubschrauber hingeflogen. Und jetzt sind fieberhafte Untersuchungen im Gange, während die besorgten Eltern auf dem Korridor hin und her gehen.
Der Fall Mary Bartrich ist den Ärzten ein Rätsel:
• Das Kind leidet an zeitweisem Herzversagen mit einer immer wiederkehrenden Herzschlagbeschleunigung sowie einer Herzentzündung.

- Die Atemprobleme grenzen an den Rand des Erstikkens.
- Das Mädchen leidet an einem Lungenödem.
- Die Leber ist stark vergrößert.
- Durch die Belastungen des Organismus hat sich das Herz abnorm vergrößert.

Der Chefarzt tappt im dunkeln. Er ordnet weitere Untersuchungen von Blut, Schweiß, Speichel und eine Haaranalyse an. Man befragt die Eltern, was denn das Kind so als Nahrung bekam. Die Mutter zählt auf: »Wir essen sehr viel Grütze, Wurst und Bohnen am Morgen. Mittags gibt es wieder heiße Würste und Bohnen, abends Schweinefleisch mit Reis und auch Bohnen.«

Ein Chemiker des Krankenhauses läßt Proben aus den Nahrungsmittelvorräten der Familie bringen. Man will die Produkte ebenfalls einer genauen Untersuchung unterziehen. Man vermutet eine Vergiftung.

Und dann am nächsten Tag, als sich der Zustand des Mädchens abermals erschreckend verschlechtert hat, stürmt einer der Ärzte ins Zimmer des Chefs: »Jetzt weiß ich genau, woran mich die Symptome vom ersten Augenblick an erinnert haben. An die chinesische Keshan-Krankheit.«

Kurz darauf sitzen die Mediziner der Klinik bei einer Beratung zusammen. Sie haben sich alle Unterlagen über die Keshan-Krankheit kommen lassen. Es gibt keinen Zweifel. Alles spricht dafür: Das Mädchen aus Long Island leidet an einer Erkrankung, die bislang nur in Gebirgsgebieten Zentralchinas aufgetreten ist. Eine Krankheit, für die man noch keine Erklärung gefunden hat. Der Chefarzt führt ein Ferngespräch mit der »Keshan Disease Group« an der chinesischen Akademie für Medizin. Dort ist man über die Nachricht, daß erstmals auch im Westen jemand an diesem Leiden erkrankt ist, verunsichert. Man hat bisher gedacht, daß die Krankheit aufgrund von ganz bestimmten Umweltfaktoren in den chinesischen Gebirgsgegenden ausgelöst wird. Das aber wirft diese Theorie um.

Und dann trifft der Laborbefund des kranken Mädchens ein und unterbricht die Beratungen der Ärzte in der Klinik von Brooklyn.

Es ist das Ergebnis der Haaranalyse, der man zuerst gar keine besondere Beachtung schenken wollte. Aus dieser Analyse geht aber hervor: Der Selen-Gehalt des Kindes liegt erschreckend unter dem Normwert eines Menschen in diesem Alter.

Parallel dazu aber ergeben auch die Untersuchungen der Nahrungsmittel im Haus der Familie Bartrich: Die Grütze und die Bohnen weisen katastrophal niedrige Selen-Werte auf.

Mit einemmal wird den Ärzten klar, daß alles nur daran liegen kann. Zu wenig Selen löst somit nicht nur bei Weidetieren ganz furchtbare Erkrankungen aus. Ein Mangel bringt auch den Menschen in lebensgefährliche Situationen.

Der Chefarzt, der mit Sorge den gesundheitlichen Zustand der kleinen Mary beobachtet und die Verzweiflung der Eltern vor Augen hat, entschließt sich zu einem spontanen Versuch. Er legt all seine Hoffnung in dieses fehlende Selen. Er läßt auf raschem Weg ein Selen-Präparat kommen und verabreicht dem Kind vier Wochen lang jeden Tag 2 Milligramm Natriumselenit.

Das erhoffte Wunder geschieht.

Blitzartig verbessert sich der Zustand der kleinen Patientin. Parallel dazu aber steigt auch der Selen-Gehalt im Blut des Kindes. Hatte sie bei Einlieferung im Krankenhaus nur 0,03 Mikrogramm pro Milliliter Blut, so bestätigten neuerliche Analysen nach vier Wochen 0,15 Mikrogramm.

Mary, die bereits wie eine Todeskandidatin gewirkt hatte, erholte sich von Tag zu Tag. Und dann bestätigten die laufenden Untersuchungen: Die Lebervergrößerung ging zurück. Das Lungenödem verschwand. Die Atemprobleme verebbten wieder, und der Zustand des Herzens verbesserte sich allmählich. Allerdings bestand die Herzvergrößerung auch noch drei Monate später, war aber merklich auf dem Weg, sich zu normalisieren.

Mit dem Fall der kleinen Mary, die als erste Patientin der Welt mit Selen gerettet werden konnte, wurde auch das Rätsel der chinesischen Keshan-Krankheit gelöst.

Die Wissenschaft sieht nun die Vorkommnisse in den asiatischen Gebirgsteilen mit anderen Augen.

Es war im Jahr 1935, als man zum ersten Mal von der Keshan-Krankheit sprach, obwohl es sie schon lange vorher gegeben haben mußte. In ganz bestimmten Gebirgsgegenden Zentralchinas starben immer wieder Kinder, Jugendliche und junge Frauen daran. Typische Kennzeichen dabei: Schwere Herzstörungen und Veränderungen im Herzmuskelgewebe, akutes Herzversagen, Lungenödem mit einem raschen Tod. Patienten, die mit der chronischen Erkrankung weiterlebten, wiesen eine starke Herzvergrößerung auf. Begleitsymptome der Keshan-Krankheit: jagender Puls, abnormale Herzrhythmen und Gewebsanschwellungen im Gesicht.

Wie gesagt. Die erste Vermutung der Wissenschaftler und Ärzte, welche die Krankheit 1935 feststellten und ihr ihren Namen gaben: Das Leiden muß durch ganz bestimmte Umwelteinflüsse in diesen Gebirgsgegenden ausgelöst werden.

Ab 1966 dann aber war es klar: Die Krankheiten waren vorwiegend durch einen beachtlichen Selen-Mangel verursacht worden. Untersuchungen von Betroffenen bestätigten es. Alle Patienten wiesen in der Haaranalyse erschreckend niedrige Selen-Werte auf. Die Chinesische Akademie für Medizin startete eine vier Jahre andauernde Studie. Über 36 000 erkrankte Kinder wurden beobachtet, analysiert, untersucht, und dann ganz gezielt mit Selen-

Präparaten behandelt. Ein Großteil der Kinder erholte sich rasch und wurde gesund.

Im Jahr 1974 startete dann der nächste medizinische Großversuch in dieser chinesischen Region. Wieder wurden in vier Jahren Kinder in den gefährdeten Zonen mit Selen versorgt. Der Erfolg: Es gab nur mehr 21 Fälle mit der Keshan-Krankheit. Nun war es offiziell: Mit Selen konnte die gefürchtete und vorher so rätselhafte Keshan-Krankheit bekämpft werden. In der Folge behandelte man in Zentralchina 500 000 Kinder, Jugendliche und junge Frauen.

Heute hat die Medizin diese gravierende Mangelerscheinung vollkommen im Griff. Dabei ist eines hochinteressant. Immer dann, wenn in den betroffenen Regionen die Schutzmaßnahmen – die Selen-Gaben – vernachlässigt oder vergessen werden, flackert die Keshan-Krankheit wieder vorübergehend auf. Chinesische Ärzte erklärten bereits im Jahr 1977: »Selen stärkt das Abwehrsystem des Organismus. Genügend Selen baut einen Schutzwall im Körper gegen eine Reihe von Krankheiten, insbesondere gegen die Keshan-Krankheit. Wer genügend Selen in sich hat, kann das Leiden niemals bekommen.«

In den betreffenden chinesischen Landstrichen ist von Natur aus der Selen-Wert im Blut der Bewohner so niedrig wie nirgends sonst in der Welt. Auch in selenarmen Ländern wie Neuseeland und Ägypten sind die Werte wesentlich höher.

Säuglinge und ältere Menschen erkranken in Mitteleuropa

Kaum schien die Keshan-Krankheit in Zentralchina im Griff, da tauchten in Mitteleuropa Panikmeldungen auf: In mehreren westlichen Industriestaaten, darunter auch in der Bundesrepublik Deutschland, traten bei Säuglingen und älteren Menschen Fälle der Keshan-Krankheit auf.

Jetzt wußte man: Es war Selen-Mangel in höchstem Grad.

Sofort fragten sich Ärzte und Ernährungsexperten: Wieso konnten in Ländern, in denen vorher kein Selen-Mangel aufgetreten war, solche krassen Fälle beobachtet werden?

Genaue Untersuchungen brachten bald die Klärung:

- Bei den erkrankten Babys handelte es sich ausschließlich um Kinder, die nicht an der Mutterbrust, sondern mit Kuhmilch und vor allem mit Magertrockenmilchprodukten versorgt wurden.

- Durch die Herstellung von Magertrockenmilch im sogenannten Walztrocknungsverfahren aber geht ein Großteil des Selen-Gehaltes der Milch verloren. Grundsätzlich aber enthält Kuhmilch in Mitteleuropa nicht sehr viel Selen.

- Dagegen findet sich in der Muttermilch von Frauen reichlich Selen. Muttermilch hat dreimal soviel Selen als Kuhmilch.

- Nur so konnte es geschehen, daß künstlich ernährte Babys ein katastrophales Selen-Defizit aufwiesen. Ein Baby, das ohne Mutterbrust aufgezogen wird, bekommt, wenn es gut geht, pro Tag etwa 8 Mikrogramm Selen zugeführt, das Baby, das seine Milch an der Mutterbrust trinkt, konsumiert pro Tag 22 bis 24 Mikrogramm.

In amerikanischen Kliniken achtet man daher streng darauf, daß die Selen-Zufuhr bei Babys stimmt. Sehr oft ist nämlich eine Herzvergrößerung bei Kleinkindern auf nichts anderes als auf einen Selen-Mangel zurückzuführen.

Der amerikanische Gynäkologe Prof. Dr. Joe Shider in San Francisco erklärte im Jahr 1978: »Wenn Selen tatsächlich für einen Großteil unserer Abwehrkraft verantwortlich ist, dann wird auch verständlich, warum künstlich ernährte Kinder, die die Mutterbrust nicht bekommen, schwächlicher sind und eher krank werden.

Wie aber konnte es zu Selen-Mangelerscheinungen bei Senioren in Altersheimen und in Krankenhäusern westlicher Länder kommen?

- Die Selen-Mangelsymptome traten überall dort auf, wo ältere und kranke Menschen über einen längeren Zeitraum künstlich mit Infusionen oder mit Diätmenüs ernährt wurden. Die Nahrungszufuhr wies eindeutig geringe Werte an Selen auf.
- Nachdem die Ärzte den Patienten Selen-Gaben verabreichten, verschwanden unverzüglich alle Krankheitssymptome.

Selen-Mangel – eine schleichende Pest

Je mehr sich Wissenschaftler mit dem Selen im Boden, in den Pflanzen, in den Tieren und im Menschen beschäftigten, desto öfter stellten sie sich die Frage: Wieso treten Selen-Mangelerscheinungen nun an verschiedenen Teilen der Welt auf? Wieso ist in manchen Lebensmitteln nur so wenig Selen?

Selen-Mangel gab es früher nur in ganz bestimmten Gebieten der Erde. Heute mehren sich die Fälle. Selen-Mangel greift wie eine schleichende Pest um sich und bedroht Menschen und Tiere.

Dafür gibt es zwei ganz eindeutige Erklärungen:

- Durch die künstliche Überdüngung der früher wertvollen Böden wird das Selen gebunden. Es kann von der Pflanze, dann vom Tier nicht aufgenommen und daher über die natürliche Nahrungskette nicht an den Menschen weitergegeben werden.
- Aber auch in Gegenden mit genügend Selen im Boden bekommen die Menschen zuwenig von dem Spurenelement zugeführt. Schuld daran sind eine Reihe von modernsten Nahrungsaufbereitungsverfahren. Die Natur-

42

produkte werden derart industriell verändert und bearbeitet, daß dabei reiche Teile an Selen oder nahezu das ganze Selen verlorengehen. Man weiß heute, daß bei der Getreidevermahlung in großem Stil in Industriemühlen bis zu 50 Prozent des Selens verlorengeht. Zu diesem minderwertigen Nahrungsmitteln kommen noch verschiedene Eßsünden: viel Fett, viel Zucker, wenig Rohgemüse, wenig Obst und wenig Fisch. Und obendrein arbeiten auch die Umweltgifte rund um uns mit. Saurer Regen beispielsweise versorgt uns mit Sulfaten. Und diese wieder unterbinden die Selen-Aufnahme.

Davon hatte man früher keine Ahnung.

Nun aber müssen wir mit Schrecken zur Kenntnis nehmen, daß wir mit einem programmierten Selen-Mangel leben müssen. Und daß sich die Folgen bereits nach und nach bemerkbar machen.

Mit einemmal werden die Ursachen für den allerorts auftretenden Selen-Mangel klar. Bisher wurden die Zusammenhänge entweder nicht erkannt oder vorerst bagatellisiert.

Eines aber ist nun unbestritten: Selen ist ein lebenswichtiges Spurenelement. Sein Fehlen in unserem Organismus oder zumindest ein Defizit schaltet eine Reihe von Schutzfaktoren in uns aus und öffnet Erkrankungen Tür und Tor.

Nachdem man in den sechziger und siebziger Jahren die essentielle Bedeutung des Spurenelements Selen erkannt hatte, wandte man sich von den Selen-Untersuchungen in der Erde, in den Pflanzen und in den Tieren endlich den exakten Analysen von Selen-Vorkommen im menschlichen Organismus zu. Es galt zu erkennen, wieviel Selen der Mensch nun tatsächlich für sein Leben und für seinen gesundheitlichen Schutz benötigt und welche Aufgaben Selen in den Körperzellen eigentlich hat.

So schützt Selen den Organismus

Das »Wundermittel« für ein hohes Alter

Ein Vormittag in der Gerontologischen Abteilung der Universität London, April 1974. Einige Wissenschaftler beraten über ein ganz spezielles Thema, über das Zeitungen, Hörfunk und Fernsehen verstärkt berichtet haben. Es handelt sich um das Geheimnis von besonders betagten Menschen in abgelegenen Gebieten Südamerikas.

Vor den Wissenschaftlern auf dem Tisch liegt ein Stapel Pressefotos: lauter Porträts oder Ganzphotos von uralten Frauen und Männern, die noch leben und die trotz ihres hohen Alters von keinem Leiden geplagt sind.

Die Photos gehen während des Gesprächs von Hand zu Hand.

Einer der Gelehrten schiebt die Bilder spontan von sich, schüttelt den Kopf und murmelt: »Meine Herren Kollegen. Das ist doch alles sicher nur aufgelegter Schwindel. Auf der einen Seite übertreiben die Journalisten maßlos und denken sich Wundergeschichten aus. Und auf der anderen Seite erzählen diese Menschen, wie alt sie sind, ohne eigentlich zu wissen, wann sie wirklich geboren wurden. Bei den Bewohnern derart entlegener Behausungen ist es gar nicht üblich, Geburtsdaten festzuhalten. Und selbst, wenn Geburtsurkunden ausgestellt wurden: Die sind verlorengegangen, oder die Leute können gar nicht lesen und wissen nicht, was darauf steht.«

Entschieden spricht Dr. David Davies gegen diese Theorie: »So ist das nicht. Da ist etwas Wahres daran. Es gibt tatsächlich ganz wenige Gegenden auf unserer Erde, in denen die Menschen weit über 100 Jahre werden können und noch immer geistig und körperlich rüstig sind. Ich möchte dahinterkommen, wo das Geheimnis liegt. Und ich möchte ganz genau wissen, wie alt einige von jenen Frauen und Männern wirklich sind. Ich vermute, das hängt von der Ernährung und vom ruhigen, einfachen Leben ab ...!«

An diesem Tag beschließt Dr. David Davies mit einigen Freunden und Mitarbeitern für einige Monate nach Ecuador und nach Pakistan zu reisen, um dort uralte Menschen zu treffen und ihre Lebensgewohnheiten zu studieren. Und er setzt seinen Plan sehr rasch in die Tat um.

Seine Reise hat sich gelohnt.

Das erste Ziel des englischen Wissenschaftlers war das Vilcabamba-Tal in Ecuador. Hier traf er gleich mehrere Personen, die weit über 100 Jahre alt waren, darunter ein Brüderpaar, von dem einer 130 und einer 129 Jahre zählte. Beide zeigten sich überaus agil und legten eine beneidenswerte geistige Brillanz an den Tag. Dr. Davies ließ sich zuerst von den Bewohnern des Anden-Hochlandes selbst das Alter nennen. Dann aber nahm er vorhandene Geburtsurkunden in Augenschein oder suchte entsprechende Behördeneintragungen. Dabei stieß er auf vier Sterbeurkunden von Frauen und Männern aus dem Gebiet, die 150 Jahre alt geworden und in den zwanziger sowie dreißiger Jahren verstorben waren. Und an Hand von Taufurkunden konnte Dr. Davies erkennen, daß ein Alter von 120 und 130 Jahren hier keine Seltenheit war. Er ließ sich von Dorfpriestern auch die Echtheit der Dokumente bestätigen.

Doch es war nicht allein die Langlebigkeit der Leute, die Dr. David Davies so beeindruckte. Vielmehr vermerkte er mit Interesse: Im Vilcabamba-Tal waren die Menschen schon immer sehr gesund:

- Es gab keine tödlich verlaufenden Krebs- und Herzerkrankungen.
- Die Menschen zeigten eine enorme allgemeine Immunkraft gegen äußere Krankheitseinflüsse.

- Allerdings war die Kindersterblichkeit mit 40 Prozent aufgrund von Epidemien und Viruserkrankungen relativ hoch.

Wie ernähren sich nun diese Menschen in Ecuador? Diese Frage stellte sich Dr. Davies im Zuge seiner Untersuchungen. Der Speiseplan war höchst monoton: viel Gemüse, vor allem Kürbis und Kohl, Mais, Sojabohnen, Eier, Hüttenkäse, Milch von Kühen und Ziegen, fast kein Fleisch. Dafür aber viele Kräuterspeisen und ein intensiver Kräutereinsatz bei Krankheit.

Und dann gab es interessante Ergebnisse von Bodenproben in der südamerikanischen Talregion. Überall hervorragende Selen-Werte.

Damit bekamen die Forschungen von Dr. Davies eine ganz neue Wendung. Demnach deutete alles darauf hin, daß das Selen so etwas wie ein Jungbrunnen aus der Erde, eine Art Elixier für ein hohes Lebensalter, die Kraft für die bewundernswerten Abwehrkräfte der Bevölkerung war.

Nur eines irritierte die wissenschaftliche Kommission. In ganz Ecuador konnte man zufriedenstellende Selen-Mengen im Boden feststellen. Dennoch aber gab es ein paar Kilometer von den einsamen Tälern entfernt in den Städten und größeren Ansiedlungen keine Menschen über hundert Jahre, und vor allem keine so robusten Naturen. Hier zeigten die Ärztestatistiken wie überall anders auch steigende Zahlen von Krebs und Herzinfarkt.

Heute weiß man die Erklärung dafür. Die Zufuhr des Selens aus dem Boden via Pflanzen und Tierfleisch ist nur in den einsamen, entlegenen Tälern garantiert, weil man sich dort ausschließlich von den pflanzlichen Produkten ernährt, die man anbaut und erntet oder von Tieren, die man aufzieht und schlachtet. In den Städten und größeren Ansiedlungen kaufen die Menschen – wie überall in der Industriegesellschaft – Weißmehlprodukte, weißen Zucker, Konserven und Fleisch. Alles Lebensmittel, die industriell

verändert wurden, aus ganz anderen Teilen der Erde ange-
liefert werden und daher ebenfalls zuwenig Selen enthalten.

Die »Hit-Parade« der alten, gesunden Menschen

Seit dem Jahr 1973 sind Gerontologen auf der ganzen Welt
im Einsatz, um dem Geheimnis von besonders alten und
erstaunlich gesunden Senioren auf den Grund zu gehen.
Wenn man die Berichte studiert, dann kommt dabei eines
ganz klar heraus: Die Hauptursache für ein langes Leben
und für ein gesundes Alter ist immer eine gezielte Ernährung.
Man kann fast von einer »Hit-Parade« der alten, gesunden
Menschen sprechen:

● In den Gebirgsdörfern von Aserbaidschan, nahe der
  sowjetisch-iranischen Grenze, erregte ein Begräbnis im
  Jahr 1973 internationales Aufsehen. Reporter aus Ost
  und West reisten dazu an. Da wurde ein Bauer mit Namen Shirali Luslimov zur letzten Ruhe gebettet, der im
  Alter von 139 Jahren gestorben war. Zwei Brüder von
  ihm hatten ebenfalls ein hohes Alter erreicht, einer 134
  Jahre und der andere 106 Jahre. Das Institut für geron-
  tologische Forschungen in Moskau untersuchte das Leben dieser Familie und fand heraus: Sie alle hatten nur
  selbstgebaute Produkte gegessen: kaum Fleisch, dafür
  reichlich frisches Obst und Gemüse, besonders viel ge-
  kochte Bohnen, Zwiebel, Wurzelgemüse, sehr viel
  Knoblauch. Zucker kannten sie kaum. Bodenproben
  verrieten: reichlich Selen unter den vorhandenen Spurenelementen.

● In Nord-Pakistan leben die Hunzas. Unter ihnen gibt es
  sehr viele Menschen in hohem Alter, die sich beneidens-
  werter geistiger und körperlicher Frische erfreuen. Da

dieses Gebiet ein internationaler Krisenherd zwischen der Sowjetunion, Pakistan und China ist, ist es für Wissenschaftler und Ärzte schwer, hier Forschungen, Studien und Beobachtungen durchzuführen. Dennoch gibt es unglaubliche Ergebnisse. Die Menschen, die von besonders hohem Alter sind, leben in abgelegenen, schwer erreichbaren Gegenden. 120 Jahre alt zu sein ist dort keine Besonderheit. Es gibt viele Senioren, die das nachweisen können. Die Hunzas leben ausschließlich von selbstgebautem Getreide, Gemüse und Obst. Ein Hauptnahrungsmittel sind Hülsenfrüchte. Weil sie arm sind, gibt es nur ganz selten Fleisch auf dem Speiseplan. Interessant ist, daß es bei den Kindern der Hunzas nicht die bei uns üblichen Krankheiten in der Schulzeit gibt. Und die Alten leiden nicht an Krebs und schon gar nicht an Herzinfarkt. Sie sind bis zu ihrem Tod hochaktiv, arbeiten, und sind Mittelpunkt der Gesellschaft. Daher gibt es hier kein Problem des Ruhestandes oder gar eines Altenheimes. Analysen des Bodens, auf dem die Hunzas ihre Nahrung bauen, ergaben reiche Selen-Werte.

- Aufgrund einer Studie des britischen Ministeriums für Landwirtschaft aus dem Jahr 1977 weiß man, daß in überwiegenden Teilen der Insel ausgesprochener Mangel an Selen in der Erde herrscht. Eine Gegend des Landes allerdings ist reich an dem Spurenelement: der Norden von Norfolk, rund um das Touristen- und Urlaubsparadies Sheringham. Hier wurden vor vielen Millionen von Jahren im Zuge von Gletscherbewegungen reichliche Mengen des Spurenelementes Selen abgelagert. Wissenschaftler sehen darin keinen Zufall, daß gerade in dieser Gegend die ältesten Menschen Großbritanniens leben. Beispielsweise sind in Upper Sheringham 15 Prozent der Bevölkerung über 75 Jahre, im übrigen Großbritannien sind es nur 5 Prozent. Auch hier – wie in den anderen Hochburgen beachtlicher Langlebigkeit – ernähren sich die Menschen überwiegend von Nahrungsmitteln aus dem eigenen Boden. Auch hier weisen die Senioren beachtliche Gesundheit auf, üben eine rege Vereinstätigkeit aus und nehmen regen Anteil am Gesellschaftsleben.

15 Jahre länger leben – durch Selen

Ein strahlender Sommertag des Jahres 1982. Ich betrete einen Gemüseladen in der britischen Gemeinde Brodham. An den Salatregalen macht sich gerade eine betagte weißhaarige Frau zu schaffen. Sie dreht sich zu mir um und fragt mich, was ich wünsche. Die Frau wirkt freundlich und sehr geschäftig. Dennoch sehe ich mich nach der Verkäuferin um. Ich denke: Mein Gegenüber, das kann ja nur die Mutter oder Großmutter sein, die im Laden ein wenig mithilft. Minuten später bin ich eines Besseren belehrt. In einem interessanten Gespräch erfahre ich: Die Frau ist 83 Jahre alt, ist Besitzerin der Gemüsehandlung und führt sie ganz allein. Fallweise hilft ihr Ehemann. Er ist 89 Jahre alt. Das Gemüse, das die beiden anbieten, bauen sie mit Freunden gemeinsam in den Gärten hinter dem Haus. Die Freunde sind nicht viel jünger.
Die Frau lächelt: »Das ist keine Seltenheit, daß hier so viele alte Menschen voll im Leben stehen. Es ist für uns nur schön, alt zu werden, wenn man aktiv und fröhlich ist.«
Ihr Mann kommt später zu dem Gespräch dazu und meint: »Immer wieder kommen kluge Leute in unsere Gegend und denken darüber nach, warum hier so viele Menschen alt werden und so gesund sind. Immer öfter sagt man uns, daß wir das einem Naturstoff mit Namen Selen verdanken. Es ist mir egal, was es ist. Hauptsache, wir fühlen uns wohl und können unser Dasein möglichst lange genießen!«
Im Ministerium für Landwirtschaft in Großbritannien gibt

es Aufzeichnungen über den Zusammenhang von Selen im Boden und der langen Lebenserwartung im Norden Norfolks. Ein Beweis mehr, daß Selen als Spurenelement in unserer Erdkruste an Bedeutung wächst.

Aus den Arbeiten des Ministeriums geht eindeutig hervor:

- Selen, das durch die Nahrung in den Organismus des Menschen gelangt und hier optimal aufgenommen wird, reduziert und verringert alle Schäden, die den Alterungsprozeß beschleunigen.

- Umgekehrt führt ein Mangel an Selen zu einem schnelleren Altern aller Körperzellen.

- Daraus ergibt sich, daß man mit einer gewissen Menge an Selen den Alterungsprozeß hinauszögern kann.

- Britische Wissenschaftler schätzen, daß man mit den nötigen Selen-Mengen ein Menschenleben in voller Gesundheit um zehn, eventuell fünfzehn Jahre verlängern kann. Das bedeutet: Wenn ein Mensch in einer selenarmen Gegend 80 Jahre alt werden könnte, so wäre es möglich, daß er mit entsprechender Selen-Versorgung 90 oder gar 95 Jahre alt werden könnte.

- Diese Behauptung stützt sich auf Untersuchungen, die seit dem Jahr 1960 immer wieder durchgeführt wurden. Es handelt sich um Experimente mit Selen, die mit einer einzigen Absicht gestartet wurden: Man wollte etwas finden, um damit das menschliche Leben zu verlängern. Zuvor waren ähnliche Versuche mit Vitamin E gelaufen. Man fütterte 27 Monate lang Ratten mit Naturprodukten, die aus Pakistan eingeflogen wurden und die sehr selenreich wie die Nahrung der Hunzas waren: Bohnen, Kartoffeln, Milch, Vollkornmehl. Der Erfolg: Alle Ratten wurden sehr alt und wurden nicht krank. Andere Ratten, die zur gleichen Zeit mit üblicher Industrienahrung versorgt wurden, lebten nicht so lange und litten an vielen Erkrankungen.

- Ein paar Jahre später ließ Dr. Richard Passwater in

einer Testreihe die Welt aufhorchen. Er versorgte Mäuse mit Selen und Vitamin E in Kombination. Das Ergebnis: Während es vorher gelungen war, mit Vitamin-E-Gaben das Leben der Tiere um 30 Prozent zu verlängern, konnte es in der Kombination mit Selen um 175 Prozent verlängert werden.

Damit war die bedeutende Rolle des Spurenelementes Selen für ein gesundes, hohes Alter im Kampf gegen Verschleißerscheinungen der Zellen mehr als überzeugend dokumentiert.

Allerdings: Selen ist kein »Verjüngungsmittel«, wie neuerdings viele Bewohner von Ecuador glauben, seit ihnen Ärzte von den Selen-Untersuchungen berichtet haben.

Man muß das Selen als Schutzfaktor von hohem Stellenwert sehen: Der menschliche und tierische Organismus ist ständigen Verschleißvorgängen ausgesetzt, die durch Alterungsprozesse sichtbar und merkbar werden. Der Körper wehrt sich dagegen, setzt Kräfte dagegen ein: sogenannte Abwehrmechanismen. Das tut er von der ersten Stunde der Geburt an. Er kann es aber nur dann optimal, wenn dafür etliche Voraussetzungen gegeben sind: wenn er über genügend Vitamine, Mineralstoffe und Spurenelemente verfügt. Und eine ganz besondere Bedeutung kommt da eben dem Selen zu. Verfügt der Organismus nicht über die vorgegebenen Mengen an Selen-Vorrat, bekommt er nicht laufend kleine Dosen davon zugeführt, dann ist sein Abwehrsystem in Frage gestellt. Dann fehlt der notwendige Schutz gegen ein rasches Fortschreiten des Alterns. Da auf diesem Gebiet derzeit intensiv geforscht wird, sind in den nächsten Jahren noch eine Reihe von neuen Erkenntnissen zu erwarten.

Als einprägsamster Medizintest in dieser Reihe gilt bisher der Mäusetest von Dr. Richard Passwater. Man hat Mäuse mit zahllosen Alterspigmenten am Körper verschieden ernährt:

- eine Gruppe von Mäusen erhielt Vitamin-E-Zusätze im Futter,
- eine zweite Gruppe bekam erhöhte Vitamin-E-Dosen mit Vitamin C,
- und eine dritte Gruppe wurde mit Vitamin E, C und Selen gefüttert.

Und da zeigte sich eines ganz deutlich: Jene Mäuse, die Selen in der Nahrung erhielten, machten einen regelrechten Verjüngungsprozeß durch. Die Alterspigmente bildeten sich nämlich deutlich merkbar zurück, und der weitere Alterungsprozeß wurde verzögert.

Eine wesentliche Erkenntnis bei all diesen Versuchen aber war: Tiere, die mit Selen versorgt wurden, alterten nicht nur langsamer. Sie wurden auch kaum krank. Sie blieben gesund. Dieser Zusammenhang von Alter und herabgesetzter Erkrankungsgefahr ist eigentlich für die moderne Medizin die hauptsächliche Entdeckung. Es gibt heute bereits eine Reihe von Wissenschaftlern, die der Meinung sind: Wenn der Organismus dem Alterungsprozeß nicht genügend Abwehrkraft entgegensetzen kann, dann öffnet er damit Krankheiten – vor allem aber Krebs und Herzinfarkt – Tür und Tor.

Wissenschaftler im britischen Ministerium für Landwirtschaft sind daher der Ansicht: Das Spurenelement Selen ist der Schlüssel zu einem gesünderen Altern mit weniger Krankheitsrisiko. Das bedeutet, daß man die Versorgung des Menschen mit Selen unter zwei verschiedenen Gesichtspunkten sehen muß:

- Junge, gesunde Menschen brauchen selenhaltige Nahrung, um möglichst lange gesund zu bleiben und gegenüber schweren Erkrankungen den nötigen Schutz zu haben.
- Bereits erkrankte Menschen brauchen Selen-Gaben, um das geschädigte und geschwächte Abwehrsystem wieder kräftigen zu können.

Wieviel Selen braucht der Mensch?

Lima. Eine Stadt im amerikanischen Bundesstaat Ohio. Der Chef der größten Frauenklinik, Prof. Dr. Geoffrey Bendon, hat seine Mediziner-Kollegen zu einer Sitzung zusammengerufen. Vor ihm auf dem Tisch liegt das Material einer zweijährigen Labortestreihe.

Die Ärzte wissen: Wenn Dr. Bendon sie ruft, dann hat er etwas besonderes zu sagen.

Er beginnt mit einem kurzen Überblick über die jüngsten Behandlungen von Brustkrebserkrankungen an der Klinik und meint dann spontan: »Lima ist die Stadt in den Vereinigten Staaten von Amerika mit der höchsten Zahl an Brustkrebsfällen bei Frauen. Wir wissen, daß die wenigsten Fälle von Tumorerkrankungen in Rapid City im Staat Dakota auftreten. Die Zahlen liegen da weit unter dem internationalen Durchschnitt. Einige unserer Kollegen haben mit den Ärzten von Rapid City Kontakt aufgenommen. Umweltfaktoren und Ernährungsgewohnheiten sind eingehend untersucht worden. Wir suchten nach einem auffälligen Unterschied. Es schien vorerst keinen zu geben. Luftverschmutzung, Ernährung und Lebensgewohnheiten sind da wie dort bei den Frauen gleich!«

»Und was kann schuld daran sein, daß es bei uns so viele Fälle von Tumorerkrankungen gibt?« will einer der ganz jungen Mediziner wissen.

Der Chefarzt gibt sofort die Antwort: »Unsere Laboruntersuchung hat interessante Details ergeben. Wir haben im Organismus – speziell im Blut und in den Haaren – von Krebspatienten kein oder fast kein Spurenelement Selen feststellen können. Mehr noch: Bei routinemäßigen Untersuchungen von scheinbar gesunden Frauen stellten wir auch erstaunlicherweise einen überaus niedrigen Selen-Gehalt im Körper fest. Und genau diese Frauen kamen dann später wieder zu uns: mit Krebs. Damit ist uns der

Zusammenhang zwischen Selen und Krebsanfälligkeit vollkommen klar.«

»Ja, und warum gerade bei uns in Lima?« wirft ein anderer Arzt ein.

Auch darauf ist der Chefarzt vorbereitet:

»Nicht die Untersuchung der Menschen hat Unterschiede zwischen Lima und Rapid City ergeben. Vielmehr waren es die Untersuchungen der Ackerböden rund um die beiden Städte. In der Umgebung von Lima sind die Böden seit Jahrzehnten durch Kunstdüngungen ausgelaugt. Vor allem enthalten sie kaum mehr das Spurenelement Selen. Rapid City verfügt über Ackerböden mit reichem Selen-Gehalt. Das bedeutet also: In Lima sind nahezu alle Bewohner mit Selen unterversorgt. Und wo Selen fehlt, da sind die Krebserkrankungen besonders häufig. In Rapid City werden die Bewohner mit Selen aus der Nahrung reichlich beliefert. Hier erkrankt nur der an Krebs, dessen Immunsystem anderweitig geschwächt ist oder der sich mangelhaft ernährt und daher in ein Selen-Defizit gerät.«

Was im Jahr 1984 in der größten Frauenklinik von Lima diskutiert wurde, das ist inzwischen durch Studien in 27 Ländern der Erde bestätigt:

- Überall dort, wo Selen im Boden festgestellt wird, gibt es gesündere Menschen und ältere Menschen.

- Überall dort, wo die Böden kein Selen oder wenig Selen über die Pflanzen und Tiere weitergeben, werden die Menschen weniger alt, sind die Krebserkrankungen, die Herzinfarktzahlen und viele andere Zivilisationserkrankungen im Ansteigen.

- Das bedeutet: Selen ist ein außergewöhnlich wirksames Zellschutzmittel im menschlichen und tierischen Organismus gegen krebserregende Substanzen, Viren, Umweltgifte, ja sogar radioaktive Strahlung. Selen kann angreifende Zellgifte unschädlich machen, ehe dadurch

Zellschäden entstehen. Selen kann schützen und angegriffene Zellen »reparieren«.

In verschiedenen Teilen der Welt wurden im Jahr 1987 von Ärzteteams alarmierende Beobachtungen gemacht. Erschreckenden Selen-Mangel stellte man in zunehmendem Maße bei folgenden Patientengruppen fest:

- bei Krebspatienten, und da wieder vorrangig bei Frauen mit Brustkrebs, bei Männern mit Prostata-Karzinom und bei Frauen und Männern mit Dickdarmkrebs.
- bei Patienten unmittelbar nach einem Herzinfarkt,
- bei Patienten, die an der Immunschwäche AIDS erkrankt sind.

Es steht somit fest: Selen spielt in unserem Organismus als Schutzfaktor gegen lebensbedrohende Zustände und Krankheitsentwicklungen eine beachtliche Rolle. Der Mensch braucht nicht viel davon. Wenn er aber zu wenig oder gar nichts davon in sich gespeichert hat, dann ist er gefährdet.

Aus dieser internationalen Fachkenntnis heraus ergibt sich für den interessierten Laien die Frage: Wieviel Selen braucht der Mensch nun, um länger und gesünder leben zu können?

Hier die Fakten:

- Selen ist ein Spurenelement und kann nicht vom Organismus erzeugt werden.
- Daher hängt die Versorgung mit den notwendigen Mengen immer von der Nahrungs- und Wasseraufnahme des Menschen ab.
- Im gesamten Körper eines gesunden erwachsenen Menschen kann man 16 bis 20 Milligramm Selen nachweisen.
- In Ländern, in denen allein schon von der Beschaffenheit der Böden ein Mangel an diesem Spurenelement herrscht, lassen sich im menschlichen Körper nur 4 bis 10 Milligramm Selen nachweisen. Das ist vor allem in Finnland und Neuseeland der Fall, wenn die Bewohner

keine Selen-Präparate und keine selenangereicherte Nahrung zu sich nehmen. Seit 1984 gibt es ja gerade in diesen selenarmen Gegenden Kampagnen und Aufklärungsaktionen, durch welche die Bevölkerung zur gezielten Selen-Versorgung aufgerufen werden.

- Der Normalgehalt an Selen im Vollblut eines gesunden Menschen beträgt zwischen 50 bis 280 Mikrogramm pro Liter.

- Der Normalgehalt an Selen im Urin eines gesunden Menschen wird mit 34 Mikrogramm pro Liter angegeben.

- Wichtig ist natürlich nun, daß der Körper regelmäßig mit neuem Selen versorgt wird, da es zum Schutz der Zellen ständig eingesetzt und verbraucht wird. Wissenschaftler haben errechnet, daß die ideale Selen-Zufuhr etwa bei 250 Mikrogramm täglich sein sollte. In selenarmen Gegenden aber werden die Menschen über die Nahrung mit weitaus weniger Selen versorgt. In Neuseeland sind es beispielsweise pro Tag nur 18 bis 27 Mikrogramm, im Nordosten der Vereinigten Staaten von Amerika 60 bis 150 Mikrogramm. Die gegenwärtige Selen-Aufnahme in der Bundesrepublik Deutschland, in Österreich und in der Schweiz beträgt 70 bis 120 Mikrogramm pro Tag.

- Vom medizinischen und ernährungswissenschaftlichen Standpunkt aus gilt als Mindestbedarf 1 Mikrogramm Selen pro Tag für 1 Kilo Körpergewicht. Das bedeutet: ein erwachsener Mensch von 80 Kilo Gewicht sollte mindestens 80 Mikrogramm Selen zu sich nehmen. Alles, was darunter liegt, nennen Wissenschaftler bereits bedenklich, weil dem Körper dann der notwendige Immunschutz für die Zelle fehlt.

- Das Selen wird aus der Nahrung gut aufgenommen. Der menschliche Körper resorbiert vom Nahrungs-Selen 30 bis 70 Prozent. Der Rest wird ungenützt ausgeschieden.

Das aufgenommene Selen tritt im Körper in verschiedenen Formen auf. Man findet Selen vor allem:

- in den Nieren,
- in der Schilddrüse,
- im Blutplasma,
- in den Geschlechtsdrüsen.

Gerade im Zusammenhang mit der Fortpflanzung des Menschen spielt Selen eine enorme Rolle. Menschen und Tiere mit Selen-Mangel haben Zeugungsprobleme. Es ist daher sicher kein Zufall, daß man im Samen des Mannes verhältnismäßig hohe Mengen an Selen feststellen und messen kann. Allein 50 Prozent des Selen-Gehaltes im männlichen Körper konzentrieren sich auf die Hoden und auf die Samendrüsen im Bereich der Prostatadrüsen. Im Zusammenhang damit wurde allerdings etwas sehr Wesentliches festgestellt: Jedesmal, wenn ein Mann liebt und zu einem Höhepunkt gelangt, verliert er beträchtliche Mengen an Selen und sollte diese zu seinem eigenen Zellschutz rasch wieder auffüllen. Damit ist auch geklärt, warum für ein glückliches Sexualleben sowie für eine gute Zeugungsfähigkeit immer wieder von Ernährungswissenschaftlern natürliche Vollwerternährung gefordert wird. Im Vollkorn ist Selen nachweisbar.

In den einzelnen Organen unseres Körpers ist das Selen wieder auf verschiedene Weise eingelagert:

- in verschiedenen Aminosäuren,
- in Eiweißstoffen,
- in Fermenten,
- in Enzymen,
- in bestimmten Fett-Eiweiß-Verbindungen.

Da Selen auf so vielfältige Weise im Organismus Position bezieht, kann dieses Spurenelement auch derart wirkungsvoll den einzelnen Zellen Kraft geben.

Der menschliche Körper – ein Wunderwerk der Natur – besteht aus 60 Trillionen Zellen. Auf dem Höhepunkt seiner Forschungen betont Prof. Dr. Richard Passwater bereits im Jahr 1980: »Jede dieser Körperzellen braucht für ihre Funktion und ihren Schutz das Spurenelement Selen!« Man muß verstehen, was sich Tag für Tag in so einer Zelle tut, was sie leistet. Nur dann kann man begreifen, wie wichtig das Spurenelement Selen im gesamten Organismus ist. Jede Zelle besteht aus dem Zellkern, der Zellflüssigkeit und der Zellwand oder Zellmembran. Zwischen dem Zellinneren und dem Zelläußeren, aber auch zwischen den einzelnen Zellen gibt es einen regen Stoffwechsel. Jede Zelle nimmt Stoffe freiwillig von außen auf und bekommt durch ganz bestimmte Kanäle auch Stoffe zugeteilt. Auf der anderen Seite gibt so eine Zelle ständig sogenannte Stoffwechselsubstrate an ihre Umgebung ab. Da werden Schlacken und Gifte ebenso hin- und hertransportiert wie Mineralstoffe und Sauerstoff.

Eines aber darf der Laie nicht glauben: Dieser Austausch, dieser »Grenzverkehr« zwischen den Zellen, ist kein ungeordnetes zufälliges Heraus und Herein. Es handelt sich dabei um einen durch die Zellwand gesteuerten, sinnvollen Mechanismus, der in erster Linie der Erhaltung des Körpers dienen soll.

Dabei wird auf einen Blick klar: Die Gesundheit des Organismus und einer einzelnen Zelle im speziellen steht und fällt mit dem ungestörten Funktionieren dieser Zellmembran. Wenn also die Zelle geschützt werden muß, dann muß in erster Linie auch die Zellwand geschützt werden, damit Stoffe, die unsere Gesundheit und auf die Dauer unser Leben gefährden, nicht erst eindringen und negativen Einfluß ausüben können.

Die einzelne Zelle im menschlichen Körper ist ununterbrochen vielen Aggressionen und Attacken ausgesetzt. Die Summe der Kraft aller Zellen, sich dagegen entsprechend wehren zu können, Gefahren abzuwenden, nennen wir die Immunkraft oder die Abwehrkraft.

Bei der Erhaltung der Immunkraft spielt nun das Spurenelement Selen eine bedeutende Rolle:

- Selen wehrt die Angriffe zellschädigender Stoffe ab, die aus der Umwelt über die Atemluft oder über die Nahrung in den Körper gelangen. Dazu gehören in starkem Maße aggressive Sauerstoffverbindungen.
- Selen wirkt Substanzen entgegen, die im Organismus Allergien auslösen. Zweifelsohne ist ein erschreckendes Ansteigen von Allergien mit dem verbreiteten Selen-Mangel in Mitteleuropa in Zusammenhang zu bringen.
- Selen hilft, die Gefahren ultravioletter Strahlen in uns zu reduzieren.
- Selen hilft der Zelle in faszinierender Weise, gegen den Einfluß von radioaktiver Strahlung stark zu bleiben.
- Selen greift dann ein, wenn der Mensch durch unvernünftige Ernährung zuviele belastende Stoffe aufnimmt.
- Selen hilft entscheidend, den Organismus von gefährlichen Schwermetallen zu entgiften, die durch die steigende Umweltverschmutzung durch Industrieabgase oder Autoabgase unsere Zellen bedrohen. An erster Stelle muß man hier Blei und Cadmium nennen.
- Selen stärkt und schützt die Leber, das faszinierende Chemie- und Entgiftungslabor des Menschen.
- Selen greift überall dort schützend und abwehrend ein, wo die Zelle angegriffen und in ihrer natürlichen, harmonischen Struktur gestört werden soll, wie es beispielsweise ganz besonders deutlich bei der Krebsentstehung und der Krebserkrankung vor sich geht.
- Selen schützt den Organismus gegen die schädigenden Einflüsse, die aus einer Amalgamplombe in einem Zahn resultieren können.

- Selen bildet Abwehrkräfte gegen den Einfluß von Quecksilber, Arsen, Zink, Kobalt, Zinn.
- Selen baut Abwehrkräfte gegen Rheumatismus und Arthrosen auf. In langjährigen medizinischen Untersuchungen in Norwegen konnte im Blut von rheumatisch-arthritischen Patienten ein bedenklich niedriger Selengehalt, dafür ein überhöhter Kupfergehalt nachgewiesen werden.

All diese aufgezählten Gefahren waren für den Menschen nicht immer vorhanden. Sie beeinflussen und bedrohen ihn heute mehr denn je. Aus diesem Grund gewinnt das Selen in uns ganz spezielle Bedeutung. Und die Tatsache, daß wir alle gerade heute aus der Natur zu wenig Selen aufnehmen, bringt uns in einen Teufelskreis, aus dem wir im Interesse von Leben und Gesundheit heraus müssen.

Denn Selen ist den jüngsten wissenschaftlichen Erkenntnissen nach ein absoluter Schlüssel für unsere Gesundheit geworden, weil es in der Lage ist, uns grundsätzlich gegen drei gravierende Bedrohungen zu schützen und abzuschirmen:

- gegen beschleunigte und frühzeitige Abnutzung sowie Alterung,
- gegen Schädigungen unseres genetischen Materials,
- und gegen Krebsentstehung.

Und so wirkt das Spurenelement biochemisch als Schutzfaktor in uns: Die wichtigste Erkenntnis dabei ist wohl die Tatsache, daß Selen in seiner Funktion ein Bestandteil des Enzyms Glutathionperoxidase ist. Ein deutlicher Beweis dafür ist auch: Bei Selen-Mangel weist dieses Enzym eine verminderte Aktivität auf. Die Glutathionperoxidase wurde im Jahr 1957 von Prof. Dr. Mills entdeckt. Das Enzym, das 0,34 Prozent Selen enthält, schützt die Körperorgane und die einzelnen Zellmembranen gegen sämtliche Gifte und ihre zerstörerische Wirkung. Ganz besonders intensiv ist es in der Struktur der Leber, in den roten und in den weißen Blutkörperchen enthalten. Hier wird demnach das Selen am meisten gebraucht.

Parallel dazu konnte man beobachten, daß auch die Bildung von Anti-Körpern im gesamten Immunprozeß vom Selen-Gehalt im Organismus abhängt. So ist man dahintergekommen, daß Selen einen immunstimulierenden Effekt hat, eine Tatsache, die spätestens seit dem Bekanntwerden von AIDS für die Menschheit eine ganz besondere Bedeutung bekommen hat.

So wirkt Selen auf das Immunsystem

An der Colorado-State-Universität in den Vereinigten Staaten von Amerika wurden in den vergangenen Jahren umfangreiche Untersuchungen über den Zusammenhang von Selen und Immunsystem durchgeführt. Die Ergebnisse sprechen eindeutig für Selen: Wenn der menschliche Organismus ausreichend mit Selen versorgt ist, wenn die Selen-Vorräte stimmen, dann ist damit ein wesentlicher Beitrag zu einem Funktionieren der Abwehrkräfte gegeben.

- Im Versuch mit Kaninchen wurde beobachtet, daß sich bei einem normalen Selen-Vorrat im Körper wesentlich mehr Antikörper gegen Typhus bildeten als bei Tieren, die mit Selen unterversorgt waren.
- Bei Mäusen wurde ebenfalls mit Selen-Gaben die Bildung von Antikörpern wesentlich erhöht. Und zwar um das Dreißigfache!
- Bei Kälbern wurden ähnliche Beobachtungen gemacht.
- Besonders beeindruckend verliefen die Versuche mit an Malaria erkrankten Ratten. Von jenen, die mit Selen behandelt wurden, überlebten 90 Prozent die Krankheit. Von den unbehandelten Kontrolltieren gingen alle ein.

61

Die Bilanz aus all diesen Arbeiten von Wissenschaftlern wie Dr. Berenshtein, Dr. Martin, Dr. Spallholz, Dr. Norman, Dr. Johnson sowie Dr. Aleksandrowicz und deren Mitarbeitern: Wenn sich im Organismus nicht genügend Selen befindet, können nicht ausreichend Antikörper bei bakteriellen und viralen Infektionen gebildet werden. Die notwendigen Antikörper werden bei Selen-Defizit zu langsam und nicht ausreichend produziert.

Diese Beobachtungen wurden aber nicht nur bei Tieren gemacht.

- Im Jahr 1977 ging eine aufsehenerregende Meldung durch die internationale Presse: In einem Hotel in Philadelphia in den USA fand eine Tagung amerikanischer Legionäre statt. Dabei erkrankten nahezu alle Teilnehmer an einer Virus-Lungenentzündung. Die Ärzte sprachen von der Legionärs-Krankheit. Einige Tagungsteilnehmer starben daran. Ihre Blutproben zeigten, daß gerade diese Patienten einen abnormal niedrigen Selen-Wert zeigten. Die Krankheit war sicher keine Folge des Selen-Mangels. Allerdings ist mit ziemlicher Sicherheit anzunehmen, daß der Selen-Mangel das Immunsystem geschwächt hatte. Die Abwehr war zu gering. Die Krankheit mußte daher tödlich verlaufen.

- Seitdem in den USA von vielen Ärzten Selen-Präparate auf der Basis von Selen-Hefe bei der Behandlung von Herpes-Virus-Infektionen eingesetzt werden, zeigen sich dabei beachtliche Erfolge. Das Immunsystem funktioniert optimal.

- Aus diesen Erfahrungen heraus sind in einer Reihe von amerikanischen Kliniken Versuche im Gange, bei AIDS-gefährdeten Personen mit Selen-Gaben die Abwehrkraft zu stärken, um einen Ausbruch der Krankheit zu verhindern. Das bedeutet: Selen sorgt für eine ausreichende Menge der bei AIDS lebensnotwendigen T-Helferzellen, deren Aufgabe es ist, Krankheitserreger zu zerstören. Prof. Dr. Schrauzer, der bekannte Selen-Spezialist, betont in diesem Zusammenhang, daß durch eine Erhöhung der Selen-Zufuhr bei AIDS-Gefährdeten eine Steigerung der körpereigenen Immunabwehr erzielt werden könne. Dies sollte als Form der Prophylaxe ab sofort gelten. Amerikanische Selen-Forscher schlagen in diesem Fall vor: Je nach Grad der AIDS-Gefährdung sollte der Betreffende über einen längeren Zeitraum 400 bis 1000 Mikrogramm Selen pro Tag in Form von Selen-Hefe zugeführt bekommen, kombiniert mit einer rohkostreichen Diät, der Zufuhr von Vitamin E sowie einer absoluten Alkohol-Abstinenz.

Selen aus der natürlichen Nahrung

Immunkraft und Gesundheit, die man essen kann

Ein strahlender Frühlingstag des Jahres 1981. Gemeinsam mit meinem langjährigen Freund und Lehrer, dem mehrfachen österreichischen Rad-Weltmeister und Ernährungsforscher Ferry Dusika, trat ich in der Hinterbrühl, südlich von Wien, kräftig in die Pedale. Immer, wenn wir an einem gemeinsamen Projekt planten, schwangen wir uns auf unsere Räder und fuhren in die Natur hinaus. Wir standen gerade vor der Fertigstellung einer Zeitungsserie und eines Buches mit dem Titel »Dicke essen zu wenig«.

Bei einer Rast in einem idyllischen Gasthaus im Grünen sah mich Ferry Dusika plötzlich mit leuchtenden Augen an: »Ich habe da ein interessantes Detail bei der gesunden Ernährung entdeckt. Man kann sich damit nicht nur viele Vitalstoffe in den Organismus holen. Man kann damit auch Schutz vor Krankheiten, echte Immunkraft, essen.«

Immunkraft, die man essen kann. Dieser Gedanke faszinierte mich vom ersten Augenblick an.

Damals allerdings ahnte ich nicht, was auch Ferry Dusika noch nicht wußte: Hinter diesem neuen Ernährungs-Slogan steckte im Grunde genommen nichts anderes als die Kraft des Spurenelementes Selen.

Ferry Dusika beobachtete all seine Ernährungserkenntnisse an seinen jugendlichen Radfahrern und Radfahr-Profis, die er für internationale Rennen trainierte. Aber auch er selbst sah in sich immer ein lebendiges Beispiel für seine Philosophie.

Und an diesem Tag berichtete er mir während unseres Rad-
ausfluges: »Ich bin dahintergekommen, daß man mit ganz
bestimmten Naturprodukten in der Nahrung weniger von
Infektionskrankheiten, aber auch von anderen Leiden befallen wird. Das bedeutet: Unsere Abwehrkraft hängt sehr
mit unserer täglichen Ernährung zusammen!«

Ich wußte damals längst, daß es Ferry Dusika nicht allein
darum ging, seine Radfahrer zum Durchhalten und zu großen sportlichen Leistungen zu bringen, daß er nicht nur
den Wunsch hatte, seinen Mitmenschen das Essen von
Vollkornprodukten und viel Frischkost einzureden, weil
sie sich dann vitaler fühlten. Hinter den Bemühungen dieses Mannes steckte noch etwas ganz anderes, das viele
nicht wußten. Allein Ferry Dusikas Eltern waren sehr
frühzeitig an Krebs gestorben. Schon in jungen Jahren hatte der Sohn panische Angst, auch dem Krebs zum Opfer zu
fallen. Seine sportliche Betätigung, sein immerwähren-
des Suchen nach natürlicher, aufbauender Nahrung hatte
ein großes menschliches Ziel: dem Krebs und anderen
schrecklichen Erkrankungen vorzubeugen, dem Organismus Kraft zu geben, mit derartigen Gefahren fertigzuwerden.

Und an diesem Frühlingstag in der Hinterbrühl berichtete
mir Ferry Dusika: »Ich habe im Laufe der Jahre all jene
Naturprodukte aufgeschrieben, welche viele meiner Mitmenschen deutlich gesünder erhalten haben. Diese Nahrungsmittel müssen irgend etwas mit dem Aufbau unseres
Immunsystems zu tun haben.«

Jeder, der Ferry Dusikas Bücher gelesen hat, seine Kurse
und Vorträge besucht hat, der kennt die Palette dieser
Nahrungsmittel:

- Sämtliche Vollkornprodukte
- Weizenkeime und Weizenkeimöl
- Milch und Milchprodukte
- Nüsse, Haselnüsse, Paranüsse

- Sesam-Samen
- Zitrusfrüchte
- Naturreis
- Hülsenfrüchte, vor allem Soja
- Pellkartoffeln
- Sellerie
- Spargel
- Fisch
- Knoblauch

Und das waren die Beobachtungen, die der bekannte Radweltmeister mit diesen Naturprodukten bei sich und anderen machte:

- Wer sich regelmäßig mit all diesen Lebensmitteln ernährt, hat ein aktiveres Herz und ist besser gegen Herzinfarkt geschützt,
- hat mehr Chancen, weder Rheuma noch Arthritis zu bekommen,
- bleibt aktiver bis ins hohe Alter,
- bleibt von Allergien verschont,
- verfügt über eine bessere Sehkraft,
- bekommt nahezu keine Erkältungskrankheit,
- ist besser gegen Streß und Streßfolgen geschützt,
- bleibt eher vor einer Krebserkrankung verschont.

Und nun kommt das Interessante: Zur gleichen Zeit, als wir dieses Gespräch in Österreich führten, schrieb in den USA der Wissenschaftler Prof. Dr. Schrauzer ein medizinisches Standard-Buch über das Spurenelement Selen. Und dafür trug er die Untersuchungen der Selenforschung zusammen und erbrachte den Nachweis, in welchen Naturprodukten heute noch Selen in interessanten Mengen enthalten ist. Die Liste der Lebensmittel deckte sich ziemlich genau mit jener von Ferry Dusika. All die Beobachtungen, die der österreichische Radweltmeister und Ernährungsspezialist gemacht hatte, bekamen jetzt plötzlich internationale wissenschaftliche Bestätigung.

All jene Produkte, die Ferry Dusika als »eßbare Immun-kraft« für eine optimale Lebensenergie erkannte, enthalten Selen.

Die geheimnisvollen Kräfte dieser Lebensmittel sind zu einem beachtlichen Teil durch den Gehalt dieses Spurenelementes erklärbar.

Selen in unserem täglichen Essen

Jeden gesundheitsbewußten Menschen, der etwas auf die Kräfte der Natur hält, interessiert nun selbstverständlich, welche Lebensmittel er nun in seinen Speiseplan einbauen muß, um sich regelmäßig mit Selen versorgen zu können. Es gibt Naturprodukte, die haben von ihrem organischen und biochemischen Aufbau her mehr Selen als andere in sich und sorgen daher für eine wertvolle Selenzufuhr an den Körper. Voraussetzung dafür allerdings ist, daß diese Naturprodukte auf Böden wachsen, die entsprechenden Selengehalt aufweisen.

Wenn man sich die Liste dieser Lebensmittel vor Augen hält, erkennt man, daß vor allem jene Selen enthalten, von denen wir alle viel zuwenig zu uns nehmen oder auch nur geringe Mengen essen können. Dazu kommt noch, daß das Zubereiten und Erhitzen von Naturprodukten zusätzlich den vorhandenen Selengehalt herabsetzt, weil Selen, ähnlich wie die meisten Vitamine, sich leicht verflüchtigt. Ein beeindruckendes Beispiel:

- Wenn Vollkornweizen gemahlen wird, verliert er oft bis zu 50 Prozent des Selenanteils.
- Wird Vollweizen von seinen Randschichten befreit, dann gehen gleich 75 Prozent des Selens verloren.
- Beim Kochen verlieren sich im Weizen 45 Prozent Selen des ganzen Kornes.
- Und bei der Herstellung von weißem Industriemehl

oder von Weißbrot gehen 80 Prozent des Selengehaltes verloren.

Daraus ergibt sich ganz deutlich, wie sehr die moderne naturentfremdete Ernährung mit unseren industriell veränderten Naturprodukten den menschlichen Organismus in ein Selen-Defizit bringt.

Der Aufruf zu einer gesunden Ernährung kommt nicht immer einer zufriedenstellenden Versorgung mit Selen gleich. Wir wissen heute, wie wichtig es für unsere Mineralstoffversorgung und unsere Verdauung ist, reichlich rohes Obst und Gemüse zu verzehren. In Hinblick auf Selen sind Gemüse und Obst nicht überragend von Bedeutung. Sie enthalten relativ wenig Selen.

Ausnahmen sind der Spargel und der Knoblauch. Spargel wird nur einmal im Jahr – im Frühjahr und Frühsommer – ausreichend gegessen. Und viele Menschen weichen dem Knoblauch seiner Geruchsausdünstung wegen aus. Gerade aber der Knoblauch hält uns wieder die Bedeutung von Selen als Zellschutzfaktor vor Augen.

Im österreichischen Atomforschungszentrum Seibersdorf führten Ärzte ein Jahr nach Tschernobyl einen interessanten Versuch durch. Sie legten zwei Flächen von Zellkulturen an und versorgten die eine Kultur mit Knoblauchsaft. Dann wurden beide Zellkulturen mit radioaktiven Strahlen beschickt. Das Ergebnis war erstaunlich: Die mit Knoblauchöl getränkten Zellen hatten die Strahlung bestens überstanden, während die anderen Zellen zugrunde gingen. Amerikanische Wissenschaftler sind davon überzeugt, daß der hohe Gehalt an Selen zweifelsohne beim Strahlenschutz eine Rolle spielt. Allein das wertet den Knoblauch in unserer Nahrung wieder stark auf.

Und hier die Lebensmittel mit dem interessantesten Selen-Gehalt. Die Messungen wurden in Gebieten mit durchschnittlichem Selen-Anteil im Boden durchgeführt. Als Wert gelten jeweils Mikrogramm in 100 Gramm:

Fleisch und Fleischwaren	
Leber vom Rind	0,4 Mikrogramm Selen
Leber vom Schwein	0,6 Mikrogramm Selen
Niere vom Rind	1,4 Mikrogramm Selen
Niere vom Kalb	2,1 Mikrogramm Selen
Beefsteak	0,2 Mikrogramm Selen

Meerestiere	
Thunfisch	0,6 Mikrogramm Selen
Lachs	0,4 Mikrogramm Selen
Kabeljau	0,3 Mikrogramm Selen
Hummer	0,6 Mikrogramm Selen
Austern, Garnelen	0,7 Mikrogramm Selen
Süßwasserfisch	1,3 Mikrogramm Selen
Tintenfisch	3 Mikrogramm Selen

Eier	
Hühnerei	0,2 Mikrogramm Selen

Gemüse	
Knoblauch	0,3 Mikrogramm Selen
Spargel	10 Mikrogramm Selen
Hülsenfrüchte	1,2 Mikrogramm Selen
Sellerie	1,4 Mikrogramm Selen
Kohlrabi	1,6 Mikrogramm Selen

Pilze	
Champignons	0,2 Mikrogramm Selen

Getreideprodukte	
Vollkornweizen (aus USA)	1,2 Mikrogramm Selen
Weizenkeime	1,1 Mikrogramm Selen
Vollkornweizen (aus der BRD)	0,3 Mikrogramm Selen
Vollkornbrot	0,4 Mikrogramm Selen
Vollkorngerste (aus USA)	0,3 Mikrogramm Selen
Vollkorngerste (aus der BRD)	0,2 Mikrogramm Selen
Vollkornroggen	0,2 Mikrogramm Selen
Vollkornhafer	0,3 Mikrogramm Selen
Mais	0,1 Mikrogramm Selen
Naturreis	0,5 Mikrogramm Selen

Mancher könnte sich jetzt ausrechnen: Wer in erster Linie zu den genannten Naturprodukten greift, der muß keine Angst haben, in ein Selen-Defizit zu kommen. Leider kann man das heutzutage nicht mehr so sehen. Das mag vielleicht vor 50 Jahren gestimmt haben, als die Welt noch einigermaßen in Ordnung war. Heute muß trotz einer wohlüberlegten, gezielten Ernährung eine ausgewogene Versorgung mit Selen in Frage gestellt werden.

- Der Selen-Gehalt in den Böden in den verschiedensten Teilen der Welt ändert sich durch den Einfluß von Kunstdünger, saurem Regen und andere Umwelt-schmutz-Faktoren sehr rasch.

- Abgesehen aber vom Mangel an Selen, der bereits in den Böden herrscht, so ist der Organismus vieler Menschen durch Umweltbelastungen oft nicht in der Lage, das angebotene Selen aus der Nahrung optimal aufzunehmen und zu nutzen. Man weiß letztlich nicht, was davon wirklich in die Körperzellen gelangt.

- Dazu kommt noch, daß in manchen Lebensmitteln, die direkt aus der Natur kommen, zwar reichlich Selen enthalten ist, daß dieses aber unglücklicherweise so gebunden wird, daß es nicht an den menschlichen Organismus weitergegeben werden kann. Ein Beispiel: Jemand ernährt sich regelmäßig von selenhaltigem Fisch und nimmt dennoch kein Mikrogramm dieses Selens auf. Der Grund: Der Fisch hat aus dem verschmutzten Meer sehr viel Quecksilber in sich. Und dieses Quecksilber hat das Selen chemisch an sich gebunden, gibt es also nicht frei.

Führende Wissenschaftler an namhaften Ernährungs-forschungszentren beobachten solche »Selen-Pannen« bei der täglichen Speisenaufnahme mit wachsender Besorgnis. Im Jahr 1985 wurden in allen großen Städten in den Vereinigten Staaten an Universitäten und in Kliniken Menschen untersucht, die mit genau berechneten

Ernährungsplänen versorgt wurden, die den Eindruck gaben, daß hier eine reichliche natürliche Selenversorgung stattfand. Genau das Gegenteil war der Fall: Blutuntersuchungen ergaben, daß sämtliche Konsumenten der Kost selenunterversorgt waren.

Daraus ergaben sich zwei wesentliche Grundsätze:

- Allein mit naturnaher, gesunder Ernährung ist die Selen-Versorgung noch lange nicht gesichert.
- Und man kann ganz allgemein die Selen-Belieferung des Organismus heutzutage nicht mehr der Natur allein überlassen.

USA: Selen in Reformhäusern und Apotheken

Die logische Folgerung daraus: Man muß zusätzlich zur täglichen Nahrung Selen zu sich nehmen. In Amerika wird diese Meinung von Selen-Forschern wie Prof. Dr. Schrauzer und Prof. Dr. Shamberger schon lange vertreten. Denn sie wissen, daß wir alle gar nicht so bewußt essen können, um genügend von diesem Schutz-Spurenelement in uns aufzunehmen.

Daher wurden in den USA schon vor einigen Jahren entsprechende Maßnahmen getroffen:

- Jeder kann Selen-Präparate in Apotheken und Reformhäusern kaufen.
- Jeder kann seinen Selen-Spiegel beim Arzt oder in einem Labor überprüfen lassen.
- In besonders selenarmen Staaten der USA wird dem Trinkwasser behördlich Selen zugesetzt.

Auch in Mitteleuropa ist der Selenmangel bei vielen Menschen nachweisbar. Daher wurde in der Bundesrepublik Deutschland die »Deutsche Gesellschaft zur Erforschung des Selens« gegründet. Aus Berichten der Institution geht hervor, daß der Selenbedarf eines bundesdeutschen Bürgers täglich bei 200 bis 300 Mikrogramm liegt. Tatsächlich aber nehmen die meisten im Schnitt nur 75 bis 100 Mikrogramm – also kaum mehr als ein Drittel – zu sich.

Deshalb hat sich im Jahr 1986 das Bundesgesundheitsamt entschlossen, ein geprüftes Präparat mit Selen-Hefe für die rezeptfreie Abgabe in Apotheken freizugeben. Es handelt sich dabei um eine sinnvolle und ganz spezielle Kombination von natürlichem Selen (Selen-Protein) mit aus natürlichen Keimölen gewonnenem Vitamin E, eine Mischung, die von den Wissenschaftlern Protecton genannt wird.

Damit ist es jedem möglich, mit der Einnahme von 1 bis 2 Kapseln täglich ein Selendefizit auszugleichen und damit eine Stärkung der Immunkraft sowie einen vorbeugenden Schutz gegen eine Reihe von Erkrankungen aufzubauen.

Sünden, die das Selen in uns zerstören

Wir wissen jetzt, daß der Selenmangel viele Ursachen hat: in manchen Gegenden gibt es seit jeher wenig oder gar kein Selen, das übrige Ackerland ist zu einem Großteil ausgelaugt und durch Überdüngung und sauren Regen sauer geworden. Dadurch bringen Pflanzen und Tiere über die Nahrung zuwenig Selen in den menschlichen Organismus, der dieses Selen wiederum dringend als Schutzfaktor benötigt.

Zu alldem aber kommt jetzt noch ein neuer wesentlicher Aspekt dazu: Wir leben vielfach mit eigenen Sünden, die obendrein das wenige Selen in uns zerstören und uns in ein verhängnisvolles Selen-Defizit treiben:

● Wir sind vermehrtem Streß in Beruf und Privatleben ausgesetzt. Dazu kommt beispielsweise, daß Frauen mehr und mehr Streß-Berufe ergreifen und medizinisch gesehen von ihrer Konstitution her dem Streß viel weniger als der Mann gewachsen sind. Selen ist ein Schutzfaktor gegen Streß. Wer gestreßt lebt, verbraucht viel Selen.

- Das Rauchen ist immer noch ein vielverbreitetes Übel für die Gesundheit. Und auch da wieder ist zu beobachten, daß gerade bei den Frauen das Rauchen im Ansteigen begriffen ist. Nikotin greift die Zelle als Gift an. Wer viel raucht, müßte viel Selen mobilisieren.
- Alkohol in Übermaßen getrunken ist nach wie vor die unausgesprochene Droge Nummer eins. Alkohol greift die Leber an. Für einen Schutz der Leber wird reichlich Selen gebraucht.
- Wir gehen zu wenig an die frische Luft. Schlechte Luft, vor allem in der Großstadt, belastet den Organismus, bringt viele giftige Schadstoffe. Dagegen müßte reichlich Selen vorhanden sein.
- Der Konsum von Tomaten-Ketchup ist vielverbreitet, vor allem bei der Jugend. Fast niemand weiß, daß regelmäßiger, übermäßiger Ketchup-Genuß die Aufnahme von Selen in den Organismus stört.
- Wir alle essen viel zu viel Fleisch. In etlichen Haushalten gibt es bei jeder Hauptmahlzeit Fleisch. Diese stark eiweißhaltige Nahrung braucht viel Selen im Körper.

Wer also kein besonders gesundes Leben führt, braucht mehr Selen für seinen persönlichen Gesundheitsschutz.

Selen-Schutz und tödlicher Lebensstreß

Die Selen-Katastrophe beginnt schon im frühesten Alter

In der Villa der Familie Bollemann am Stadtrand von Hamburg brennt noch Licht. Es ist kurz vor Mitternacht. Da tauchen die Scheinwerfer eines Wagens auf. Hermine und Karl-Heinz Bollemann eilen aus dem Haus, öffnen das Tor.

Aufgeregt begrüßt Hermine Bollemann den späten Besucher:»Ich bin ja so froh, daß Sie so schnell kommen konnten, Doktor!«

Der Kinderarzt Dr. Bernd Mühlen ist immer rasch zur Stelle. Und das zweijährige Töchterchen Katharina des Ehepaares Bollemann ist sein besonderes Sorgenkind. Es ist ständig krank.

»Was ist mit Katharina?« erkundigt sich der Arzt.

Die Mutter schildert aufgeregt:»Sie hat hohes Fieber, hat einen rasenden Puls und bekommt immer wieder Erstickungsanfälle. Ich habe Angst um meine Tochter, weil sie noch von der jüngsten Grippe und von der schlimmen Hautallergie geschwächt ist ...!«

Die Eltern und der Mediziner eilen ins Haus. Dann steht Dr. Mühlen am Krankenbett des Kindes. Er entscheidet spontan:»Es ist besser, wir bringen die Kleine ins Krankenhaus. Da ist sie ständig unter ärztlicher Kontrolle.«

Er erledigt sofort die notwendigen Telefonate.

Verzweifelt schaut ihn die junge Mutter an:»Warum ist mein Kind immer krank, Herr Doktor? Woran liegt das?«

Dr. Mühlen schaut die junge Frau mit sehr ernster Miene an:»Ich habe einen Verdacht, den ich auch mit den Kollegen im Krankenhaus besprechen werde. Ich habe bei Katharina so etwas schon geahnt, als sie noch ein Säugling war. Können Sie sich noch erinnern, Frau Bollemann? Sie waren eine so begeisterte und glückliche Mutter in der Frauenklinik, als Sie dalagen und Ihre Katharina stillten. Und dann haben Sie das Baby viel zu früh abgestillt.

Hermine Bollemann blickte zu Boden: »Ich weiß, was Sie jetzt denken: Ich wäre eine schlechte Mutter. Aber die Entscheidung, das Baby nicht mehr zu stillen, war sehr schwer. Da waren zuerst die Hebammen, die mich dazu überredet haben. Ja, und dann war da mein Mann. Er hatte Angst, daß meine gute Figur darunter leiden könnte ...«

Karl-Heinz Bollemann wirft unwirsch ein: »Bitte, was hat das mit den vielen Erkrankungen unserer kleinen Katharina zu tun? Da kann doch kein Zusammenhang bestehen.«

»O doch«, antwortet der Kinderarzt. »Da besteht sogar ein enormer Zusammenhang. Es gibt darüber genaue Beobachtungen an in- und ausländischen Kliniken. Wenn eine Mutter das Kind abstillt, versiegt die Milch. Und dann wird das Kind nur mehr mit Kuhmilch und Kuhmilchpräparaten großgezogen. Allein dadurch kommt es im Körper des Kleinkindes nachweislich zu einem schweren Defizit des Spurenelementes Selen. Denn trotz allgemeinen Selen-Mangels in unserer Zeit ist in der Muttermilch interessanterweise eine beachtliche Menge dieses Spurenelementes nachweisbar. In der Kuhmilch hingegen sind je nach geographischer Lage unbedeutende Mengen an Selen nachweisbar, in der Trockenmilch nahezu überhaupt keine.«

»Und warum wird deshalb mein Kind so oft krank?«, will die Mutter wissen.

Dr. Mühlen erklärt es ihr: »Das ist ganz einfach: Selen stärkt die Abwehrkraft des menschlichen Organismus gegen Krankheitserreger. Gerade in den ersten Lebensmonaten braucht ein heranwachsendes Kind einen speziellen

Schutz. Deshalb muß es gezielt mit Selen über die Muttermilch versorgt werden. Ich habe die Beobachtung gemacht, daß Kinder, die mit Kuhmilch als Ersatz für die Muttermilch aufgezogen wurden, im Blut ein hohes Selen-Defizit aufweisen. In amerikanischen Kliniken ist es gemessen worden: Die Serum-Selen-Werte bei solchen Kindern fallen in den ersten Lebensmonaten steil ab. Kurzzeitig stellt man dann absolute Tiefstwerte fest, wie man sie von chinesischen Säuglingen kennt, welche an der Keshan-Krankheit leiden. Dann steigen die Selen-Werte allmählich wieder an, können aber das notwendige Maß nicht erreichen. Die Folge: Das betroffene Kind, das so aufgewachsen ist, ist bis zum 20. Lebensjahr sehr anfällig für die verschiedensten Krankheiten.«

Der amerikanische Selenforscher Prof. Dr. Schrauzer ist sogar der Meinung, daß eine ausreichende Versorgung mit Selen im Baby- und Kindesalter auch für eine spätere Krebsvorsorge des Menschen sehr wesentlich ist.

Jeder von uns kann sich die Mühe machen und sich in seinem Bekanntenkreis oder in der Verwandtschaft umschauen:

- Kinder, die lange gestillt wurden, sind viel robuster und werden seltener krank.
- Kinder, die mit Ersatzmilch ernährt wurden, haben lange nicht diese Widerstandsfähigkeit und leiden meist schon vor und in der Schulzeit unter den verschiedensten Krankheiten, sehr stark auch unter Allergien.

Das heißt im Klartext: Die Selen-Katastrophe beginnt bei vielen Menschen bereits im Kindesalter und kann sehr oft ein ganzes Leben lang nicht mehr beseitigt werden. Das bringt dann die Voraussetzungen für langwierige Erkrankungen und krankhafte Veränderungen im Organismus. Mitunter weist das Kind trotz Selen-Mangels noch keine gesundheitlichen Störungen auf. Diese treten dann aber im Laufe des Erwachsenseins zutage.

Mit diesem Bewußtsein geht der Trend vieler Mütter wieder dazu, ihre Kinder möglichst lange zu stillen, um ihnen so einen gewissen Schutz mitzugeben.

Das Geheimnis von Krankheit, Alter und Tod

Von Kindheit an sind wir also immer wieder von gesundheitlichen Gefahren bedroht, und es kommt im Grunde genommen nur darauf an, daß wir genügend Schutzmaßnahmen gegen all diese Gefahren aufbauen können. Viele Wissenschaftler sprechen von einem Lebensstreß, dem jeder von uns ausgesetzt ist. Der eine hält ihn länger, der andere kürzer aus. Und täglich müssen wir versuchen, uns gegen diesen Streß zu behaupten.

Man muß sich das so vorstellen:

- Unser Organismus wird ununterbrochen von außen her – über den Atem aus der Luft und über die Nahrung und über das Wasser – mit schädlichen Substanzen beliefert, die unsere Zellen angreifen.
- Aber auch im Körper selbst entstehen solche schädlichen Substanzen im Rahmen des ganz normalen Stoffwechsels.

In beiden Fällen spricht die Wissenschaft von sogenannten freien Radikalen. Wieviele davon das Leben eines Menschen belasten und bedrohen, hängt von der gesundheitlichen Qualität eines Lebens ab:

- In einer belasteten, von Giftstoffen angereicherten Umwelt gibt es mehr freie Radikale.
- In einer schadstoffreichen, mit Chemikalien versetzten und industriell veränderten Nahrung gibt es mehr freie Radikale.
- Wer regelmäßig seinen Körper durch Sünden wie Rauchen, Trinken und zuviel Bohnenkaffee schwächt, der verstärkt die Bildung freier Radikaler.

- Wer für sich einen Überkonsum an Medikamenten verzeichnet, der ist von mehr freien Radikalen bedroht.
- Wer seine Immunkraft schwächt oder zumindest nicht regelmäßig stärkt, der setzt sich leichtfertig verstärkt den Angriffen all dieser freien Radikalen aus.

Was sind denn nun eigentlich diese freien Radikalen?

Es handelt sich um eine ganz bestimmte Molekülart, die elektronisch ungesättigt ist. Elektronen treten ja vornehmlich in einem geordneten System des Körpers paarweise auf und werden stabilisiert. Tritt nun ein einzelnes Elektron auf, dann ist das Molekül für gewöhnlich instabil. Das läßt sich elektrochemisch beweisen: Ein einzelnes, ungepaartes Elektron ist von einem elektromagnetischen Feld umgeben.

Es gibt viele verschiedene freie Radikale, die durch das Vorhandensein verschiedener Elemente ausgelöst werden. Der jüngste Stand der Wissenschaft auf diesem Gebiet lautet: Beim Sauerstoff, bei den Kohlenwasserstoffen, bei Chlorverbindungen gibt es neben den »guten« auch sogenannte »böse« Moleküle, die aggressiv und zerstörerisch agieren. Das sind dann jeweils die freien Radikalen.

Zwei Beispiele:

- Sauerstoff ist für den Menschen lebenswichtig und daher gesund. Doch es gibt vom Sauerstoff eine Molekül-Art, die als Superoxid bezeichnet wird. Das ist die Form der freien Radikalen.
- Chlorgas und Chlor werden nur dann für den Menschen gefährlich und schädlich, wenn durch die Zuführung von Energie Chlor-Moleküle zu Chlor-Atomen aufgebrochen werden. Dabei entstehen Radikal-Verbindungen des Chlors.

Man kann sagen: Die freien Radikalen sind die giftigen, aggressiven Moleküle in unserem Leben. Ihre Bildung kann in unserer Umwelt und in unserem Körper selbst angeregt werden. So weiß man heute, daß in einer Schadstoffbelastung von Quecksilber, Cadmium und Blei rascher und vermehrt freie Radikale entstehen und daher vermehrt auf unsere Zellen einstürmen. Ebenso ist es bei einem Ansteigen der Radioaktivität in der Luft. Da wird die Bildung von freien Radikalen sozusagen stimuliert.

Was tun diese freien Radikalen nun ganz konkret?

- Sie greifen die Zellwände an und schwächen sie.
- Sie dringen in die Zellflüssigkeit, in den Zellkern ein, wenn die Zellwände nicht standhalten und Abwehrkräfte einsetzen.
- Gleichzeitig aber werden Entzündungsträger freigesetzt, die im Körper chemische Überempfindlichkeitsreaktionen auslösen.
- Verschiedene Enzyme, die wertvoll bei der Abwehr von freien Radikalen sind, werden lahmgelegt oder in ihrer Aktivität herabgesetzt.
- Auf diese Weise wird grundsätzlich die komplette Immunkraft herabgesetzt.
- Die erste Folge: An den Schwachstellen des Organismus kommt es zu Krankheitserscheinungen.
- Außerdem greifen ganz bestimmte Arten von freien Radikalen mit Vorliebe bestimmte Organe oder Gewebsteile im Körper an.
- Auf diese Weisen lösen die freien Radikalen Erkältungen, Allergien, Entzündungen, ja sogar Krebs und Tumore aus, sie bewirken allgemeine Abwehrschwächen, die nahezu alle Erkrankungen zur Folge haben können.

Als die freien Radikalen vor etlichen Jahren erstmals entdeckt wurden, glaubte man, daß der Mensch ihnen unausweichlich und schicksalhaft ausgesetzt sein muß. Heute weiß man, daß man diesem täglichen Gefahrenstreß im Leben erfolgreich begegnen kann.

Man muß den radikalen Molekülen – eben diesen freien

Radikalen – positive Schutzkräfte gegenüberstellen, muß diese Kräfte aufbauen.

Diese positiven Schutzkräfte haben von Medizinern und Wissenschaftlern auch einen Namen bekommen.

Man nennt sie Antioxidantien.

Diese Antioxidantien unterstützen die Zellerneuerung und die Abwehr-Aktivitäten des Körpers und wirken positiv auf all jene chemischen Einflüsse, die den Organismus gefährden.

Antioxidantien geben uns Kraft gegen die freien Radikalen, die von außen in unseren Organismus gelangen. Und sie entschärfen jene aggressiven freien Radikalen, die im eigenen Körper entstehen. In erster Linie kommt es zur Entstehung der körpereigenen freien Radikalen durch die lebensnotwendige Sauerstoff-Aufnahme. Sowie unter dem Einfluß von Sauerstoff jedes Stück Eisen im Freien mit der Zeit zu rosten beginnt, so werden auch unsere Zellen angegriffen und leiden darunter. Das müssen wir durch die Aufnahme von Antioxidantien verhindern.

Wie gefährlich die freien Radikalen in uns wirken, wird einem klar, wenn man weiß, wie so ein Molekül reagiert: Wie schon gesagt, ein freies Radikal ist ein Molekül mit einem oder mehreren nicht gepaarten Elektronen. Daher hat so ein freies Radikal das Bestreben, sich mit einem anderen Molekül im Organismus zu verbinden. Sie klammern sich an körpereigene Moleküle an und beginnen, diese in ihrer harmonischen Arbeit zu behindern. Dadurch kommt es durch das Eindringen vieler freier Radikaler

- zu frühzeitigen Alterserscheinungen wie Falten und Gewebsveränderungen,
- zu Zellentartungen auf vielfache Weise,
- zu Störungen der Organarbeit,
- zu einem Boykott der lebenswichtigen Arbeit in den einzelnen Zellen.

Jetzt ergibt sich daraus die Frage: Wie nehme ich diese

schützenden Antioxidantien zu mir, um die Immunkraft gegen die aggressiven freien Radikalen zu festigen und immer im Griff zu haben? Hier die einfachsten Grundregeln:

- Ernähren Sie sich vitaminreich, am besten mit reichlich rohem Obst und Gemüse.
- Konsumieren Sie die Vitalkraft des Vollkorns.
- Essen Sie überwiegend unverfälschtes Natürliches.
- Sehen Sie zu, daß Sie regelmäßig Bewegung haben.
- Versorgen Sie sich ausreichend mit Mineralstoffen.
- Vergessen Sie nicht die Versorgung mit lebenswichtigen Spurenelementen.
- Und eine ganz wesentliche Rolle als schützendes Antioxidans gegen die freien Radikalen, gegen den immerwährenden gesundheitlichen Lebensstreß spielt das Selen.

Damit ist auch ein wesentlicher Bereich der wertvollen Vorsorge klar. Wir alle müssen von früher Jugend an dafür sorgen, daß wir ständig aufbauende und schützende Substanzen gegen die Gefahr der freien Radikalen in uns aufnehmen.

Selen als lebenslange »Schutzpolizei«

Selen macht uns im Streß gegen die ständigen Angriffe der freien Radikalen stark. Dies geschieht über eine Reihe von Enzymen, die gegenüber Schädigungen von freien Radikalen sehr empfindlich sind.

Das Selen reguliert die Fähigkeit des Körpers, die Aktivitäten einiger Enzyme zu steigern, so daß eine verstärkte Immunabwehr besteht. Bei Selen-Mangel im Organismus kann diese Funktion nicht erfüllt werden. Die Zellen sind den Aggressionen hilflos ausgesetzt. Und je stärker die Angriffe von schädlichen Substanzen sind, desto mehr Immunkraft benötigen wir. Dabei werden Schutzstoffe verbraucht:

- Im Körper von Rauchern, deren Lungengewebe unentwegt der Zerstörung durch das Nikotin ausgesetzt sind, kann man bei der Blutuntersuchung im Labor 25 Prozent weniger Selen und 25 Prozent weniger vom Enzym Glutathionperoxidase in den roten Blutkörperchen feststellen als bei Nichtrauchern. Das heißt: Der Raucher braucht zu seinem Schutz mehr Selen.
- Bei Industriearbeitern, die zahlreichen Gasen und Giften ausgesetzt sind, konnte man ebenfalls 25 Prozent weniger Selen und 25 Prozent weniger vom selben Enzym nachweisen.

Aus diesen und anderen Untersuchungen heraus sind zahlreiche amerikanische Selen-Forscher längst der Meinung, daß die Medizin der Zukunft einen Umdenkungsprozeß wird durchmachen müssen. Man wird vermutlich eines Tages anstelle von entzündungshemmenden Medikamenten und anderen schweren Pharmaka zuerst Mineralien und Spurenelemente in Form von Nahrungszusätzen dem Patienten zuführen. Und dabei – das weiß man heute schon mit Sicherheit – wird Selen eine wesentliche Rolle spielen. Denn die zentrale Aufgabe der Medizin in der Vorsorge, Therapie und Nachbehandlung wird es sein, grundsätzlich immer wieder die Immunkraft zu stärken und aufzubauen. Damit fällt und steht die Gesundheit des Menschen. Nur ein festes Immunsystem kann Erholung und Schutz vor dem aggressiven Streß bieten, den die freien Radikalen verursachen. Den Beweis dafür haben bereits im Jahr 1975 Ärzte an der Cleveland Clinic Foundation in den USA erbracht. Sie konnten nämlich in Laboruntersuchungen nachweisen, daß in Gegenden, in denen es im Boden genügend Selen gibt, das über die Nahrung den Menschen zugeliefert wird, viel seltener Bluthochdruck, Herz-Kreislauf-Erkrankungen, frühzeitige Verengung und Verkalkung der Gefäße, Allergien und Krebserkrankungen – vor allem Brustkrebs bei Frauen – auftreten.

Ähnliche Forschungen und Untersuchungen laufen derzeit weltweit. Tag für Tag werden neue faszinierende Erkenntnisse bekannt. Und das zeigt die gewaltigen Änderungen in der Auffassung von diesem Spurenelement:
Bis etwa zum Jahr 1960 galt Selen für den Organismus als gefährliche Substanz.
Erst danach erkannte man, daß es ein lebensnotwendiges Spurenelement ist, das als Schutzpolizei im Organismus gegen bedeutende Krankheiten sowie gegen den vorzeitigen Alterungsprozeß agiert:

- Selen hemmt die oxidative Zerstörung von Fettsäuren im Körper.
- Selen fördert den Abbau von schädlichen Stoffen.
- Selen blockt die Attacken der freien Radikalen ab.
- Selen schützt Eiweißkörper vor Oxidation, also vor dem »Rosten« durch Sauerstoffeinfluß.
- Selen erhöht den Vitamin-Transport durch die Zellwände, vor allem den Transport von Vitamin E. Aus diesem und mehreren anderen Gründen stellt die Kombination von Selen und Vitamin E eine Variante für die Gesundheit des Menschen dar.

Dr. Roy Walford von der University of California, USA, machte in diesem Zusammenhang eine wichtige Entdekkung: Der Freibrief für Krankheit und frühzeitigen Tod ist bei vielen Menschen die zunehmende Schwäche des Immunsystems und ein Nachlassen der Hormonfunktionen. Die Fähigkeit des Immunsystems, Krankheitskeime und Gifte zu erkennen und sie zusätzlich zu bekämpfen, nimmt zwischen dem 30. und 80. Lebensjahr um mehr als 50 Prozent ab. Dadurch wird der Körper immer mehr gefährlichen Krankheiten ausgesetzt. Auch der Einfluß der Hormone auf lebenswichtige Organe wird schwächer. Nieren und Lungen büßen im Laufe des Lebens ebenfalls über 50 Prozent ihrer Funktionskraft ein.
Gerade in Zusammenhang mit den neuesten Erkenntnis-

sen über das Spurenelement Selen wird es daher mehr und mehr für den Menschen wichtig, ab dem 30. Lebensjahr schützend und vorbeugend für eine optimale Zufuhr von Selen zu sorgen.

Selen – wie es der Organismus braucht

Wer etwas für die Immunkraft, für den wirkungsvollen Kampf gegen Krankheit und Altern tun will, der muß sich allerdings in Anbetracht der vielen interessanten Erfolgsmeldungen über dieses Spurenelement im klaren sein: Selen ist nicht gleich Selen.

Wer gesund bleiben und sein Abwehrsystem stärken will, der kann nicht einfach zu irgendeiner Selenverbindung greifen, um sie zu konsumieren.

Grundsätzlich gibt es für den gesundheitsbewußten Menschen zwei Möglichkeiten:

● Er wählt sorgfältig seine Nahrung aus und greift vorrangig zu Lebensmitteln, die Selen enthalten. Dann allerdings muß er ganz sicher sein, daß diese Naturprodukte auch wirklich auf entsprechend selenhaltigen Böden gebaut und gezogen wurden und daß sie etwa einer Selenprobe unterzogen wurden.

● Oder er entschließt sich, wie es in den Vereinigten Staaten von Amerika in selenarmen Gegenden ganz selbstverständlich geworden ist, seinen Körper regelmäßig oder vorübergehend mit Selen zu versorgen.

Nun kann man sich Selen nicht selbst aus der Natur holen. Man kann nicht einfach Erde oder Gestein zu sich nehmen.

Unser Organismus kann nur eine ganz bestimmte Art von Selen als Immun- und Krankheitsschutz aufnehmen. Am Beginn der Selenforschung verabreichten Ärzte den Patienten chemische Selen-Zusätze.

Dann fand man heraus, daß der Organismus viel besser das natürlich-organische Selen aufnehmen und als Schutzpolizei in sich einsetzen kann. Daher sind optimale Selen-Zusätze oder Selen-Präparate immer organische Selen-Verbindungen. Dieses organische Selen kommt dem Selen gleich, das wir mit natürlichen selenhaltigen Nahrungsmitteln zu uns nehmen, wie zum Beispiel mit Fisch. Über die natürliche selenhaltige Nahrungskette kann es praktisch zu keinen Selen-Vergiftungen kommen.

Und so wird in den Labors heute das Bio-Selen hergestellt:

- Zuerst wird ein Nährboden mit aktiven Hefezellen vorbereitet, der mit einer Selen-Verbindung angereichert wird, wie das in der Natur ganz von selbst bei selenhaltigen Böden geschieht.

- Das Selen wird über den Wachstumsprozeß der Hefe direkt in die Hefezellen eingebaut und dabei zu einem natürlichen Selen-Protein umgewandelt, wie es für den menschlichen Organismus ungefährlich und leicht aufnehmbar ist. Der Durchbruch dieser Methode erfolgte erst im Jahr 1974.

- Damit ist die sicherste und effizienteste Form der Selen-Aufnahme für unsere Gesundheit gefunden.

- Untersuchungen haben ergeben, daß diese Form von Selen nicht nur vom Körper schnell und leicht aufgenommen wird. Aufgrund ihrer biologischen Zusammensetzung übt sie eine vielfach größere Wirkung auf die menschlichen Zellen aus als anorganisches Selen.

- Das biologisch-organische Selen wird vom Körper besser aufgenommen, weil es sofort körpereigene Verbindungen eingeht und spontan mit der Schutzarbeit beginnt. Die Wissenschaft und Selen-Forschung hat damit eine sichere Form für die Versorgung mit diesem Spurenelement gefunden.

- Chemisch betrachtet, handelt es sich bei den organischen, leicht resorbierbaren Selen-Arten um natürliche

Lebensmittelbestandteile mit den Bezeichnungen Seleno-Cystein, Seleno-Cystin, Seleno-Methionin und Selenomethyl-Selenomethionin. Man faßt sie alle unter der Bezeichnung Bio-Selen zusammen.

Protecton, Bio-Selen mit Doppelschutz

Im menschlichen Organismus gibt es keine Vitalkraft, keine Substanz, die einzig und allein für sich wirkt. In der Harmonie des Körpers werden für jede Aufgabe auch noch andere Faktoren herangezogen. Jede Substanz, die in irgendwelche Vorgänge eingreift, hat auch wieder Helfer von verschiedener Bedeutung.

Daher war es von vornherein klar: Auch das Spurenelement Selen führt seine Arbeit im Organismus nicht im Alleingang aus.

Die entscheidenden Untersuchungen dazu führte als erster Dr. Dough Frost, Wissenschaftler am Institut für Spurenmineralien in New York. Seine Erfahrungen auf diesem Gebiet: der ideale Gefährte des Selens ist das Vitamin E. Selen und Vitamin E ergeben eine einzigartige Verbrüderung. Sie sind das Super-Team zum Schutz vor Immunschwäche, Krankheiten und frühzeitigem Altern.

Und das sind die Ergebnisse der Beobachtungen, die unter der Leitung von Prof. Dr. Dough Frost in New York gemacht wurden:

- Es besteht eine einzigartige Verbindung zwischen Selen und Vitamin E, die weitreichende positive Auswirkungen auf die Gesundheit des Menschen ausübt und dafür sorgen kann, daß der betreffende Mensch länger aktiv bleibt und sein Alter daher besser und sinnvoller nützen kann.

- Gerade die Kombination von Selen und Vitamin E ist ein optimaler Schutzfaktor gegen die giftigen Schwermetalle aus der Umwelt, die im Körper schwere Schäden hervorrufen können.

- Sowohl Selen als auch Vitamin E aktivieren und stärken das Enzym Glutathionperoxidase. Dieses spezielle Schutz-Enzym kann nach neuesten Forschungen seine volle Wirksamkeit nicht entwickeln, wenn es nicht regelmäßig mit ganz bestimmten Mengen an Vitamin E und Selen versorgt wird.

Grundsätzlich kann man sagen: Im Zusammenspiel der Kräfte teilen sich das Spurenelement Selen und das Vitamin E ihre Aufgaben in idealer Weise:

- Das Selen ist die primäre aktive, starke Substanz.
- Das Vitamin E ist die unterstützende Kraft, die vor allem den Zugang zu den Zellen durch die Zellmembran fördert und dabei ebenfalls schützende Wirkung ausübt.
- Gemeinsam entfalten sie einen Doppelschutz für den Organismus.

Die erste Entdeckung, daß Selen und Vitamin E so gut zusammenpassen und gemeinsame Arbeit leisten, war eigentlich reiner Zufall. Man kam dahinter, weil sich die Forschungsarbeiten über Selen und Vitamin E immer wieder überschnitten.

- Beide verzögern im menschlichen Organismus die Oxidationsprozesse und bremsen daher das Altern der Zellen.
- Beide bauen damit die Immunkraft auf.
- Beide unterstützen das Herz, senken den Blutdruck und beugen Krebsentstehungen vor.
- Beide schützen vor Vergiftungen durch Schwermetalle.
- Beide können die Angriffe der freien Radikalen abblokken.

Im Jahr 1980 wurden in Mexiko klinische Versuche mit Selen und Vitamin E durchgeführt. Speziell im Kampf gegen Angina pectoris zeigte sich, daß Selen und das Vitamin E gemeinsam sensationelle Heilerfolge brachten.

Der sowjetische Forscher Prof. Dr. T. Berenshtein konnte in seinen Arbeiten nachweisen: Selen und Vitamin E gemeinsam schaffen eine verstärkte Abwehrkraft gegen Virusinfektionen und Bakterien. Das Vitamin allein und Selen allein konnten diese Leistung nicht in dem beobachteten Maße erbringen. Sie wurden nur in der Teamarbeit so stark.

Im Jahr 1982 begannen parallel in zwölf Forschungszentren in aller Welt Untersuchungen über die Wirkungsweisen von Selen mit Vitamin E. Es gab bis dahin eine Reihe von Tierversuchen, beispielsweise im Kampf gegen Arthritis. Aber die Anwendung am Menschen fehlte. Nun liegen auch da konkrete Ergebnisse vor: Vitamin E und Selen wirken bei Arthritis entzündungshemmend, lindern Schmerzen und schaffen die Krankheitssymptome aus der Welt.

Der Gegenbeweis dafür: Schwer an Arthritis leidende Patienten wiesen in der Laboruntersuchung einen deutlichen Mangel sowohl an Selen als auch an Vitamin E auf.

Eines steht nach jüngsten Untersuchungen in den USA sowie in der Bundesrepublik Deutschland fest: Selen und Vitamin E zusammen sind eine besonders starke Waffe gegen Umweltgifte, Schwermetalle, Ruß, Teer, Zigarettenrauch, gegen Strahlung, gegen Chemikalien. Gemeinsam stärken Selen und Vitamin E noch wirksamer die Zellwand jeder Zelle.

Und so teilen sich Selen und Vitamin E die Aufgabe bei der Zusammenarbeit:

- Das Vitamin E ist ein natürlich vorkommendes, fettlösliches Antioxidans. Es kann daher die freien Radikalen beim Angriff abfangen.
- Selen gibt dem Enzym Glutathionperoxidase Aktivität und Kraft, mit allen aggressiven Giften fertigzuwerden.
- Dieses kombinierte Abwehrsystem funktioniert perfekt. Die Voraussetzung: Es müssen generell genügend

Selen und Vitamin E im Organismus vorhanden sein. Dann sind die beiden eine hervorragende Waffe gegen den sogenannten »oxidativen Streß«, dem wir Tag für Tag ausgesetzt sind.

Der amerikanische Selen-Forscher Dr. Richard A. Passwater schreibt dazu: »Selen schützt zusammen mit Vitamin E in hervorragender Weise jede der 60 Trillionen Zellen unseres Körpers gegen Zerstörung!«

Er bezeichnet die Teamarbeit von Selen und Vitamin E als physiologischen Umweltschutzfaktor. Gemeinsam vermindern sie die Schädlichkeit aggressiver Stoffe, die uns aus der Nahrung, aus der Umwelt und aus den eigenen Stoffwechselvorgängen bedrohen.

Aus all diesen Ergebnissen war es klar, daß Mediziner und Patienten für die notwendige Vorsorge, für die Therapie und für die Nachbehandlung vieler Erkrankungen nicht nach einem Selen-Präparat, sondern nach einem Kombinationspräparat von Selen mit Vitamin E fragten.

Es wurde in den letzten Jahren auf internationaler Basis entwickelt. Aus der sinnvollen Kombination von Selen und Vitamin E wurde die immunstärkende, schützende Substanz Protecton.

Protecton ist das Ergebnis intensiver Forschungen und Entwicklungsarbeit. Wissenschaftler haben diese Kombination nach strengsten gesundheitlichen Richtlinien und auf der Basis von Naturkräften geschaffen:

- Beim Grundstoff, dem Spurenelement Selen, handelt es sich um hochwertiges Bio-Selen. Dieses biologische Selen-Protein ist nach internationalen Messungen das wirksamste, ungefährlichste und qualitativ beste Spurenelement Selen für den menschlichen Organismus.

- Und das Vitamin E, das mit dem Selen zu einem Team vereint wird, stammt aus natürlichen Quellen. Es wird als Konzentrat aus Keimölen, hauptsächlich aus dem hochwertigen Weizenkeimöl gewonnen.

Die Selen-Vitamin-E-Kombination Protecton wurde vom Bundesgesundheitsamt in der Bundesrepublik Deutschland als einziges biologisches Selen-Präparat freigegeben. Seither ist es rezeptfrei in Apotheken in Kapselform erhältlich.

Eine grüne Kapsel enthält:

- 50 Mikrogramm biologisches Selen
- 100 Milligramm Vitamin E

Und so soll damit der Selen-Mangel ausgeglichen werden:

- Vorbeugend – also in der Prophylaxe – sind für einen Erwachsenen pro Tag ein bis zwei Kapseln vorgesehen.
- Für einen Jugendlichen ist vorbeugend eine Kapsel ausreichend.
- Als Therapie bei Erkrankungen muß der Arzt die Menge der Kapseln entscheiden.
- Die Kapseln werden unzerkaut mit etwas Flüssigkeit – am besten mit Mineralwasser – nach dem Essen genommen.
- Zum grundsätzlichen Aufbau der allgemeinen Immunkraft wird der Organismus zusätzlich am besten mit Selen versorgt, wenn man bei großer Belastung oder nach einer Erkrankung sechs Monate lang die Selen-Kapseln nimmt.
- Ab dem 40. oder 45. Lebensjahr ist zum ständigen Schutz die tägliche Einnahme zu empfehlen.
- Der besondere Vorteil: Die Selen-Aufnahme kann zusätzlich zu anderen notwendigen Medikamenten vorgenommen werden. Es konnten keine Wechselwirkungen und keine Nebenwirkungen beobachtet werden.

Damit ist ein erster Schritt in die Selen-Zukunft getan. Im Jahr 1870 wurde Selen entdeckt und fälschlicherweise als Gift identifiziert. 1957 wurde es als lebenswichtiges Spurenelement erkannt. Zugleich aber stellten Wissenschaftler in vielen Teilen der Erde ein bedenkliches Selen-Defizit im Boden und im menschlichen Organismus fest.

Im Jahr 1987 konnte Prof. Dr. Hartfiel von der Universität Bonn unzweifelhaft nachweisen, daß die Bundesrepublik ein Selen-Mangelgebiet ist. Daher ist es mehr denn je wichtig, daß das ernährungsbedingte Selen-Defizit mit Bio-Selen ausgeglichen wird.

Selen – Schutz vor Herzinfarkt

Nach dem Infarkt – deutlicher Selen-Mangel im Blut

Hans-Jochen Ploner, 47, Geschäftsführer eines Einkaufs-
zentrums am Stadtrand von Düsseldorf, ist kreidebleich im
Gesicht, als er später als sonst nach Hause kommt. Seine
Frau Eva, 34, umarmt ihn und sieht ihn kritisch und zugleich besorgt an: »Was hast du, Hans-Jochen?«
Er legt Mantel, Hut und Tasche ab, lockert sich die Kra-
watte und läßt sich erschöpft in einen Sessel im Wohnzim-
mer fallen. Instinktiv greift er stöhnend nach der Fernbe-
dienung für den Fernsehapparat und schaltet ein.
Eva Ploner setzt sich zu ihm, nimmt ihm die Fernbedie-
nung wieder aus der Hand, dreht das Programm ab und
meint: »Du hast wieder Ärger gehabt. Ist es wieder wegen
des Weines?«
Hans-Jochen nickt: »Ja, dieser verdammte Wein. Jetzt
sind schon 700 Flaschen verschwunden, und ich weiß nicht,
wer sie geklaut hat. Heute war der Generaldirektor unserer Diskontkette da. Er hat mich dafür verantwortlich gemacht. Er hat angedeutet, daß ich ja selbst mit in der Geschichte hängen könnte. Und er meinte, daß ich Konse-
quenzen zu ziehen hätte, wenn die ganze Angelegenheit
nicht rasch aufgeklärt wird.«
Er lehnt sich zurück, schließt die Augen. Seine Frau sieht,
daß sich auf seiner Stirne dicke Schweißperlen bilden. Jäh
greift sich Hans-Jochen Ploner mit der rechten Hand an
die linke Brustseite. Er verbeißt einen Schmerz.
»Ist dir etwas?« will die Frau wissen.
Er flüstert beunruhigt: »Ja, da sind wieder diese Schmerzen über dem Herzen. Bis in die linke Schulter und in den

linken Arm tut es weh. Und dann kriege ich keine Luft. Ich bin nervös und habe Angst. Ich glaube, ich halte die Geschichte im Geschäft nervlich nicht durch.«

Fast drei Minuten sitzt Hans-Jochen Ploner so da. Dann kommt wieder Farbe in sein Gesicht. Die schmerzhafte Spannung weicht wieder aus seiner Brust.

»Jetzt geht's mir wieder etwas besser«, murmelt er und entscheidet: »Sei nicht böse, Eva. Aber ich geh' gleich zu Bett. Ich glaube, ich brauche Ruhe.«

Eva Ploner nickt: »Du hast recht. Und denke jetzt erst gar nicht an die Geschichte. Du wirst sehen, der Weindieb verrät sich sicher bald.«

Hans-Jochen Ploner zieht sich den Pyjama an und geht noch ins Badezimmer. Dann steigt er ins Bett und streckt die linke Hand aus, um die Nachttischlampe anzuknipsen. In diesem Augenblick flutet ein heißer, brennender Schmerz durch seine Brust. Es wird ihm ganz schwarz vor Augen. Panische Angst erfaßt ihn. Und er schreit verzweifelt auf. Ein Krampf sitzt über dem Brustbein.

Eva Ploner stürzt zur Schlafzimmertüre herein und blickt entsetzt auf ihren Mann. Kaum hörbar preßt er unter Schmerzen zwischen seinen blaßblauen Lippen hervor: »Bitte ... rufe ... den Arzt ... Ich glaube ... das ist ... ein Herzinfarkt ...!«

Alles andere, was dann kommt, läuft für Frau Ploner wie in einem dramatischen Film ab. Der Hausarzt ist binnen einer Viertelstunde zur Stelle. Er alarmiert den Rettungsdienst. Der Patient wird mit Blaulicht und Martinshorn in die nächste Herzstation eingeliefert und kommt in die Intensivstation. Die eindeutige Diagnose lautet: Herzinfarkt. Das geht unzweifelhaft aus dem EKG hervor. Die Stromkurve ist charakteristisch deformiert. Das bedeutet: Bestimmte Bereiche des Herzmuskels sind abgestorben.

Die Ärzte lokalisieren die Größe und den genauen Ort des Infarktes. Fünf Stunden nach der Einlieferung tritt ein

Kammerflimmern auf. Durch das Absterben von Herz-muskelgewebe wird das elektrische Gleichgewicht des Herzmuskels gestört. Es kommt zu Rhythmusstörungen, die eine unregelmäßige Herzschlagfolge nach sich ziehen. Der diensthabende Arzt reagiert binnen weniger Minuten: Der Patient erhält einen Elektroschock von etwa 3000 Volt. Damit werden die Reizbildungszentren ausgelöscht. Es tritt wieder eine normale Steuerung der Herzschlagfolge ein. Man kann das ganz genau auf dem Monitor überwachen, an den der Patient in der Intensivstation angeschlossen ist.

Drei Tage zittert Eva Ploner um ihren Mann. Dann ist er außer Lebensgefahr. Sie sucht den Chefarzt auf und will wissen, wie es nun weitergeht: »Kann er wieder ein normales Leben führen?«

Der Mediziner antwortet: »Einiges wird sich sicher ändern. Zuerst muß er sein Herz unter ärztlicher Kontrolle in einem Sanatorium trainieren, um wieder belastbar zu sein. Er muß in Zukunft eine gesunde, ausgewogene Ernährung zu sich nehmen, braucht regelmäßige Bewegung und darf keinem beruflichen und privaten Streß ausgesetzt sein. Wir müssen darauf achten, daß wir in Hinkunft seinen Blutdruck, seinen Cholesterinspiegel und sein Körpergewicht, aber auch seinen Mineralstoff- und Spurenelemente-Haushalt unter Kontrolle haben. In jedem Fall werde ich Ihrem Mann eine Selen-Kur verordnen.«

Von einer Selen-Kur nach einem Herzinfarkt hat die junge Frau noch nie etwas gehört. Sie will mehr darüber wissen. Der Chefarzt erklärt es ihr: »Bei Ihrem Mann haben wir, wie bei allen Herzinfarkt-Patienten, ein erschreckendes Defizit an dem Spurenelement Selen im Blut gemessen. Wir wissen heute, daß der Selen-Spiegel mit der Anfälligkeit für Herzinfarkt in unmittelbarer Verbindung steht. Wer genügend Selen im Organismus hat, der tut Entscheidendes zum Schutz vor einem Herzinfarkt. Und damit wir die Katastrophe ein zweites Mal verhindern können, werden wir ihm Selen mit Vitamin E zuführen. Die Medizin hat heute Beweise dafür, daß Selen vor Herzinfarkt schützen und nach einem Infarkt die Immunkraft des Körpers wieder neu aufbauen kann.«

Hans-Joachim Ploner wird regelmäßig mit dem Bio-Selen Protecton versorgt. Er kann ein halbes Jahr später seinen alten Beruf wieder aufnehmen und fühlt sich fit. Er greift vorwiegend zu selenhaltigen Nahrungsmitteln und achtet streng darauf, daß er die vom Arzt vorgeschriebenen Mengen an Selen in Form von nahrungsgleichem Bio-Selen zu sich nimmt.

Ein finnischer Arzt als Pionier

Zum erstenmal kam ein finnischer Arzt dahinter, daß der Herzinfarkt unter anderem durch einen Mangel an Selen im Organismus ausgelöst wird. Das war im Jahr 1980. Dr. Johan A. Bjorksten begann die auffallend hohe Anfälligkeit der Bevölkerung in Ostfinnland für Herzinfarkt zu untersuchen. Und er stellt bei den Menschen in diesen Gebieten seiner Heimat erschreckende Selen-Defizite fest. Er begnügte sich nicht mit der Vermutung allein. Er startete einen großen Versuch an Ratten. Tiere, die mit Bio-Selen und Vitamin E versorgt wurden, erholten sich rasch vom Infarkt.

Das war der Anfang.

Inzwischen ist gerade in Finnland die Herzinfarkt-Forschung in Zusammenhang mit Selen ein gutes Stück weitergekommen. Weitere Untersuchungen von Dr. Johan A. Bjorksten haben ergeben:

- In Ländern der Erde, in denen im Wasser sehr wenig Selen vorhanden ist – nämlich rund um 0,05 Millionstel Prozent, treten drei- bis viermal häufiger Herzinfarkte auf als in Ländern, in denen 0,10 Millionstel Prozent Selen im Wasser feststellbar sind. Vielleicht erscheinen die Mengenunterschiede unbedeutend. Die Auswirkung auf die Gesundheit des Herzens ist beeindruckend.

- In Gebieten Finnlands mit geringem Selen-Vorkommen lag die Anzahl der Herzinfarkte bei Frauen und Männern zwischen 16 und 65 Jahren siebenmal so hoch als in Gebieten mit zufriedenstellenden Selen-Vorräten in Boden und Nahrung.

- Anfang des Jahres 1981 machte dann eine landesweite Studie in Finnland der Öffentlichkeit deutlich: Der Selen-Gehalt im Boden wirkt sich auf die Herzinfarkte aus.

- Bei einem ausgebrochenen Herzinfarkt erhöhen sich ganz bestimmte Stoffe im Blut. Sie heißen Serum-Kreatinphosphokinase und Laktatdehydrogenase. Das Spurenelement Selen in kleinsten Dosen kann diese Werte rasch normalisieren. Dadurch wirkt sich Selen überaus auf den Mikroblutkreislauf im geschädigten Gewebe aus und regt ihn wieder an.

Parallel zu diesen finnischen Untersuchungen starteten die beiden amerikanischen Wissenschaftler Dr. Shamberger und Prof. Dr. Wilis eine US-Studie mit ähnlichen Ergebnissen. Sie fanden heraus, daß die Sterblichkeit durch Herztod in den Vereinigten Staaten von Amerika bei Menschen zwischen 55 und 65 Jahren in selenarmen Gegenden wesentlich höher war als in selenreichen Gegenden. Dabei wurde auch errechnet, daß die erste Gruppe mit der täglichen Nahrung nahezu kein oder nur ganz wenig Selen zugeführt bekam.

Prof. Dr. R. J. Shamberger von der Cleveland-Klinik erklärte auf einer Fachtagung der American Societies for Biology in Anaheim, Kalifornien, daß in Gegenden, in denen sich in den Pflanzen lediglich 0,02 Prozent Selen befinden, 300mal soviele Herzinfarkte vorkommen als in Gegenden, in denen die Pflanzen mit Selen angereichert sind.

Interessant ist dabei ein internationaler Vergleich:

- In Finnland gibt es wenig Selen. Ein Finne nimmt der Statistik nach pro Tag 25 Mikrogramm Selen auf. Von 100 000 Menschen im Alter von 55 bis 65 Jahren sterben 1009 an Herzinfarkt.

- In den USA nehmen die Menschen im Schnitt 61 Mikrogramm Selen pro Tag auf. Hier gibt es unter 100 000 Menschen nur 870 Herzinfarkttote.

- In Kanada nehmen die Menschen täglich 68 Mikrogramm Selen auf. Die Herzinfarktrate: Auf 100 000 Menschen kommen 722 Herztote.

- Ganz deutlich wird es in Bulgarien: Da konsumieren die Menschen aufgrund der Bodenverhältnisse 108 Mikrogramm Selen pro Tag. Unter 100 000 Menschen sterben 331 an Herzinfarkt.

Grundsätzlich ist Prof. Dr. R. J. Shamberger der Ansicht: »Alle Anzeichen sprechen dafür: Bei einer unzureichenden Selenversorgung des menschlichen Organismus steigt die Gefahr, daß der Betreffende an einem Herzleiden erkrankt. Wir haben in Erfahrung gebracht, daß die Herzmuskeln das Spurenelement Selen brauchen.«

Bereits im Jahr 1973 gab die Weltgesundheitsorganisation den Auftrag, die Auswirkungen von Selen auf Herzerkrankungen zu erforschen. Seither werden an Kliniken in den USA, Finnland, China, Neuseeland, Großbritannien und in der Bundesrepublik Deutschland intensive Untersuchungen und Beobachtungen durchgeführt. In den letzten Jahren wurden interessante Erfahrungen gesammelt.

- In Finnland konnten bei Angina pectoris, Herzrhythmusstörungen, Bluthochdruck und in der Herzinfarkt-Nachbehandlung durch regelmäßige Selen-Gaben mit Vitamin E hervorragende Erfolge erzielt werden. Vor allem innerhalb von drei Jahren waren starke gesundheitliche Besserungen bei den Patienten festzustellen. Fast alle konnten sich wieder wie früher bewegen, zeigten eine stark verbesserte Arbeitsfähigkeit und fühlten sich mitunter besser als in ihrer gesunden Phase vor der Erkrankung.

- Aus der Erkenntnis, daß ein niedriger Selen-Spiegel einen Menschen schneller dem Herzinfarkt näherbringen kann, empfiehlt die finnische Regierung seit einigen Jahren der Bevölkerung die Einnahme von Selen-Präparaten. Selen zur Nahrung zusätzlich zu nehmen, ist in vielen Teilen Finnlands alltägliche Gewohnheit geworden.

- Seit Sommer 1985 gibt es eine weitere Verordnung in dieser Angelegenheit: In Finnland müssen sämtliche angebotenen und verwendeten Düngemittel mit Selen-Salzen angereichert werden.

- Wie sinnvoll diese Entscheidung ist, ergibt die Tatsache, daß seit zwei Jahren die Herzinfarktraten in Finnland beachtlich zurückgegangen sind.

Selen erspart oft den Herzschrittmacher

In der Bundesrepublik Deutschland hat sich auf dem Gebiet der Selen-Forschung im Kampf gegen den Herzinfarkt der Internist und Chefarzt Dr. Hans Nieper aus Hannover einen Namen gemacht. Von ihm gibt es inzwischen eine Reihe von bedeutenden medizinischen Arbeiten zu diesem Thema. Er ist fest der Meinung, daß Selen dem Herzinfarkt vorbeugen kann und daß Selen in der Nachbehandlung von Herzinfarkten große Bedeutung hat.

Er ist vor allem der Meinung, daß die rechtzeitige Versorgung des Organismus mit Selen über die Nahrung oder über Zusatz-Präparate so manchem Patienten den Herzschrittmacher ersparen könnte.

- Ein künstlicher Herzschrittmacher wird vom sogenannten Sinusknoten ausgelöst. Der Sinusknoten ist sozusagen der natürliche Herzschrittmacher. Er steuert die Pumptätigkeit des Herzens. Er bestimmt die Herzschlagfolge. Und zwar geschieht das so: Der Sinusknoten sendet 60 bis 80 elektromagnetische Impulse pro Minute aus. Diese werden dann über ein eigenes Reizleitungssystem weitergegeben. Dadurch wird der Herzmuskel betätigt.

- Wenn nun diese Leitung an irgendeiner Stelle gestört oder unterbrochen wird, dann arbeiten die einzelnen Teile des Herzens – die Herzkammer und Herzvorhöfe – nicht mehr übereinstimmend. Es entstehen im Körper Durchblutungsstörungen, vor allem im Gehirn, in den Nieren und in den Atemwegen. Das bringt den Patienten in ständige Lebensgefahr.

- In dieser Situation wird dann meistens ein künstlicher Herzschrittmacher eingesetzt. Durch seine gelenkten Stromstöße gibt er dem Herzen wieder einen harmonischen, gleichklingenden Schlagrhythmus.

- Der Einsatz von Selen kann diese Notwendigkeit verhindern. Selen schützt nämlich nicht nur die Zellen vor Beschädigungen durch eine Reihe von Stoffwechselprodukten. Selen regt gleichzeitig auch bestimmte nervliche Reize an. Das gilt besonders im Bereich des Sinusknotens.

- Wer also rechtzeitig Selen zu sich nimmt und damit ein Defizit dieses Spurenelementes verhindert, der sorgt dafür, daß der natürliche Herzschrittmacher immer in Schwung bleibt und in seiner Leistung nicht nachläßt. Selen hat die Eigenschaft, elektrischen Widerstand zu verringern und kann dadurch in den Nervenbahnen des Körpers Impulse leichter weiterleiten, in diesem Fall elektromagnetische Impulse der Nerven.

Aus diesen Erkenntnissen heraus stellt Chefarzt Dr. Nieper fest: Das Einsetzen vieler Herzschrittmacher wäre unnötig oder könnte zumindest im Leben eines Menschen lange hinausgezögert werden, wenn sich genügend Selen als Schutzfaktor im Körper befinden würde!

Der Zusammenhang von Herzschutz und Selen kam auch ganz deutlich bei Beobachtungen an der Münchner Medizinischen Universitätsklinik zutage:

- Bei einem erfolgten Herzinfarkt steigen die Kupferwerte im Blut an.
- Gleichzeitig aber sinken die Zink-, vor allem aber die Selen-Werte ab.

Man spricht in diesem Zusammenhang in der Medizin von einer Elemente-Verschiebung. Diese Veränderung von Spurenelementen-Werten ist die Folge einer verzweifelten Umstellung des Körpers auf den Infarkt. Selen und Zink strömen dabei aus dem Blut in die Leber und versuchen hier, rettende und helfende Aktivitäten zu setzen. Vor allem bekommt das Selen die Aufgabe, im Blut die Immunabwehr zu stärken. Das Kupfer hingegen flüchtet aus der Leber, wo es gespeichert war, und beginnt eilig einen bestimmten Eiweißkörper zu produzieren, der wiederum als Schutzstoff gegen Schädigungen der Zellwände in den Kampf geworfen wird.

Ist nun reichlich Selen im Organismus vorhanden, so kann es wirkungsvoll eingreifen, kann sogar den Infarkt verhindern. Chefarzt Dr. Nieper konnte in einer Langzeitstudie nachweisen, daß durch die Behandlung mit Selen Herzinfarktpatienten ihre Erkrankung bestens überstanden haben und noch lange aktiv das Leben genießen konnten. Dr. Nieper ist vor allem auch durch eine spezielle Selen-Magnesium-Kombinations-Therapie bekannt geworden.

Tausende von Kindern wurden vom Tod bewahrt

Noch niemals ist uns die lebensrettende Wirkung des Selens bei Herzerkrankungen so deutlich vor Augen gehalten worden wie im Jahr 1974 in China. Damals bewahrte Selen als Präparat Tausende von Kindern vor einem schrecklichen Tod.

In Gebirgsgebieten Zentralchinas – in einem Landschaftsstreifen, der sich vom Nordosten bis zum Südwesten erstreckt – kennt man seit erdenklichen Zeiten die Keshan-Krankheit, eine Herzerkrankung, an der vor allem Kinder sterben. Lange Zeit herrschte ein Rätsel über die eigentlichen Ursachen der Krankheit. Dann kam man dahinter, daß gerade in diesen Gebieten ganz besonderer Selen-Mangel im Boden herrscht und daher die Versorgung der Bevölkerung mit Selen nicht ausreichend sein kann.

Im Jahr 1974 wurden aus dieser Beobachtung heraus erstmals einer Gruppe von 4 500 Kindern in der Provinz Mianning Selen-Zusätze zum Essen verabreicht. 4 000 anderen Kindern reichte man lediglich wirkungslose Placebos. Der Versuch wurde nach einem Jahr abgebrochen. Und spontan erhielten alle Kinder sofort Selen. Man hatte beobachtet, daß bei jenen, die Selen erhalten hatten, die Keshan-Krankheit nicht mehr auftrat. Kinder, die mit ziemlicher Sicherheit als Opfer dieser Krankheit hinsterben hätten müssen, blieben gesund. Und im Jahr 1976, als sämtliche Kinder in der Region bereits mit Selen versorgt wurden, gab es nur mehr 4 Fälle der Keshan-Krankheit. Und im Jahr 1977 kam kein einziger neuer Fall dazu. Ein echter Beweis für die Kraft des Selens, das Herz und seine Tätigkeit zu stärken und vor schädlichen Einflüssen zu schützen.

Die Problematik in jenen chinesischen Landstrichen ist vielfach:

● Der Boden in diesen Gegenden ist sehr feucht. Dadurch ist der Selen-Gehalt besonders niedrig.

- Die Bewohner des Landes essen kaum Fisch, eine sehr wichtige Selen-Quelle in der Ernährung.

Es gibt nun zwei Möglichkeiten, unter solchen Umständen die Bewohner eines Gebietes mit Selen zu versorgen:

- Man gibt anorganische Selen-Zusätze in Düngemittel und führt sie so dem Boden zu, damit in den Pflanzen wiederum dann das Selen in organisches Bio-Selen verwandelt wird und so in den menschlichen Organismus gelangen kann. Es hat sich allerdings gezeigt, daß diese Maßnahme allein nichts fruchtet, weil dabei zuviel Selen ungenutzt im Boden verbleibt.

- Man kann auch durch Sprühdüngung flüssiges Selen auf die Jungpflanzen von Gemüse- und Obstplantagen geben. Dabei geht weniger Selen verloren. Für große Anbauflächen ist diese Methode aber nicht geeignet. Und eine zufriedenstellende Versorgung mit Selen ist beim Menschen außerdem nicht gewährleistet.

Dadurch ist man bei der Bekämpfung der Keshan-Herzkrankheit erstmals gezielt dazu übergegangen, betroffene und gefährdete Menschen – in diesem Fall Kinder und junge Mütter – unmittelbar mit Selen-Zusätzen über die Ernährung zu versorgen.

Selen besiegt Rheuma und Arthritis

Ein sensationeller Selbstversuch

Dicker Nebel liegt über London. Die 62jährige Molly Breadham hat gewartet, bis ihre Schwester aus dem Haus war. Mühevoll hat sie sich in ihrem Rollstuhl bis ans Ufer der Themse begeben. Molly Breadham will ihrem Leben ein Ende setzen. Sie betet zu Gott, daß er ihr für diese Tat vergibt und daß er sie schnell in den Fluten des Stromes umkommen läßt. Die 62jährige Frau hat keine Kraft mehr für das Leben. Und sie hat keine Hoffnung mehr auf Heilung.

Sie ist seit Jahren von einer schweren rheumatischen Arthritis geplagt. Sie hat Tag und Nacht unerträgliche Schmerzen in der Hüfte. Sie hat verkrüppelte Hände und Füße. Sie kann sich nur unter Aufbietung all ihrer Kräfte in ihrem Haus bewegen. Doch sie kennt seit Jahren nur die Räume zu ebener Erde. Sie kann die Treppe nicht mehr steigen und fährt fast nur im Rollstuhl. Bis sie von da abends ins Bett kommt, braucht sie fast eine Stunde, wenn ihr ihre Schwester nicht hilft. Molly Breadham leidet unter einer besonders ausgeprägten Gelenksentzündung an Händen und Füßen. Zu den Schmerzen kommen wachsende Depressionen.

Sie hat alles versucht in den letzten Jahren. Sie hat zahllose Ärzte aufgesucht. Sie ist mit schweren entzündungshemmenden Medikamenten behandelt worden und hat dadurch zusätzlich Magenbeschwerden und ein Nierenleiden bekommen. Der Orthopäde hat ihr Antibiotika injiziert. Und dann wollte man sie noch operieren. Das aber wollte sie nicht mehr.

Und nun will sie diesem Leid ein Ende bereiten. Sie überdenkt noch einmal ihre Situation. Sie ist im Grunde genommen durch die rheumatische Arthritis zu einem nutzlosen Außenseiter der Gesellschaft geworden, immer auf die Hilfe anderer angewiesen, mit ihren verkrüppelten Handgelenken, Füßen und mit einer schmerzenden, kranken Hüfte.

Sie atmet die kalte Luft tief ein. Mühsam und vor Aufregung zitternd tastet sie sich mit der rechten, schmerzenden Hand zur Bremse des Rollstuhls. Sie muß diese nur lockern, und schon wird er in die Themse rollen. Es wird hoffentlich alles sehr schnell gehen.

Gerade als Molly Breadham die Bremse lockern will, hört sie eine Männerstimme aus dem Nebel: »Was machen Sie denn da so allein?«

Sekunden später steht ein Polizist neben ihr. Blitzschnell erkennt er, was die Frau vorhat. In diesem Augenblick aber beginnt der Rollstuhl sich bereits vorzuneigen und die Uferböschung bergab zu rollen. Der Polizist kann das Gefährt nicht mehr halten. Die hilflose Frau gleitet herunter und fällt weiter die Böschung hinab. Der Polizist hastet hinter ihr her und kann sie noch im letzten Augenblick an sich reißen, ehe sie ins Wasser stürzt.

Er nimmt die verzweifelte Frau in die Arme. Sie schluchzt und flüstert immer wieder: »So laßt mich doch bitte sterben ... Laßt mich sterben ... sterben ...!«

Mit beruhigenden Worten trägt der Polizist Molly Breadham ans Ufer, holt den Rollstuhl, der an einem Drahtseil an der Böschung hängengeblieben ist. Er setzt die Frau hinein und bringt sie im Eilschritt zum nächsten Polizeirevier.

Dort nennt Molly Breadham den Beamten Namen und Adresse. Der Polizist ruft sofort bei ihr zu Hause an. Die inzwischen zurückgekehrte Schwester stößt am andern Ende der Leitung einen Schreckensschrei aus, als sie erfährt, was passiert ist. Sie verspricht: »Ich komme sofort mit einem Taxi vorbei und hole die arme Molly!«

In eine Decke gehüllt, wartet Molly Breadham. Sie ist enttäuscht, daß ihr Selbstmordversuch nicht gelungen ist. Einer der Polizisten dreht das Radio an und meint: »Vielleicht heitert Sie die Musik ein wenig auf. Das Leben muß weitergehen.«

Mit geschlossenen Augen sitzt Molly da und hört entfernt die Klänge irgendeiner Schlagermusik. Dann läuft die Werbung, dann kommen die Nachrichten. Molly Breadham will weghören, will nicht noch mehr von dem Elend erfahren, das in der Welt vorkommt.

Da plötzlich wird sie hellwach, die Nachricht, die da aus dem Äther kommt, ist für sie wie eine Botschaft von oben. Der Sprecher meldet lakonisch:

»... zu einem sensationellen Selbstversuch im Kampf gegen die schmerzhafte Arthritis gekommen. Mr. Charles Ware, der Vorsitzende der ›British Arthritic Association‹, seit 50 Jahren selbst Arthritispatient, hat sein Leiden besiegt. Er konnte gestern nach einer eingehenden ärztlichen Untersuchung als geheilt aus einer Klinik entlassen werden. Mr. Charles Ware hat sich aus den USA ein Selen-Präparat besorgt und es regelmäßig eingenommen. Die Schmerzen in den Gelenken sowie die Hautausschläge verschwanden in kurzer Zeit. Die Hauptwirkung aber zeigte sich an seiner Hüfte. Sie schmerzt nicht mehr. Und sie ist – wie die Beine – wieder voll beweglich. Aufgrund dieser überraschenden Heilung hat Mr. Charles Ware beschlossen, im Rahmen der ›British Arthritic Association‹ unter ärztlicher Aufsicht ein Langzeitexperiment an schwersten Arthritisfällen durchzuführen. Es werden dazu hundert Personen gesucht, die sich freiwillig dafür melden ...!«

Die Augen von Molly Breadham leuchten auf. Mit einem Mal hat die kranke Frau wieder Lebensmut, bereut nicht, daß sie vor dem Selbstmord gerettet wurde. Laut ruft sie, so daß sich alle Polizisten erstaunt nach ihr umdrehen: »Ich werde mich sofort melden ... Ja, ich werde mich melden. Vielleicht schaffe ich es wie Mr. Ware. Ihn hatten die Ärzte auch bereits aufgegeben. Vielleicht schaffe ich es auch…«

An diesem nebligen Tag in London im Jahr 1982 beginnt für Molly Breadham sowie für viele andere Mitglieder der ›British Arthritic Association‹ ein neues, besseres Leben. Der Schlüssel zu diesem neuen Leben heißt Selen.

Lähmungen und Verkrüppelungen besserten sich

Rheuma und Arthritis werden in fast allen zivilisierten Ländern der Welt als Volkskrankheit Nummer eins bezeichnet. Man weiß heute, daß Dauerstreß und falsche Ernährung die Erkrankung beachtlich verschlechtern können. Rund um die Welt sind Ärzte seit Jahrzehnten in Kliniken, Ordinationen und Spitälern auf der Suche nach der Lösung für die Heilung von Rheuma und Arthritis. Jede Chance wird wahrgenommen. Jede Möglichkeit ins Auge gefaßt.

Die wertvolle Wirkung von Selen in der Therapie gegen Rheuma und Arthritis wurde durch Beobachtungen an Tieren bekannt. Es wurden aufsehenerregende Ergebnisse bei Tieren erzielt. In Tests mit einer Reihe von verschiedenen Tierarten bewährte sich vor allem die Kombination von Selen mit Vitamin E.

- Bei Hunden, Schafen und Ziegen mit schweren rheumatischen Arthritis-Erscheinungen an den Gelenken wurde der Zustand stark gebessert oder sogar geheilt.

- Im Laboratorium für Tierforschung des Bostoner Krankenhauses in den Vereinigten Staaten von Amerika wurden 1981 Hunde mit stark schmerzhaften Gelenkschwellungen und Lähmungserscheinungen mit Selen und Vitamin E behandelt. Der Zustand der Vierbeiner

106

wurde von den Ärzten als sehr ernst bezeichnet. Zum Teil handelte es sich um schwerste Verkrüppelungen.

- Nach vier Monaten Therapie mit Selen befanden sich bereits 70 Prozent der Hunde auf dem Weg der Besserung. Ein Drittel der Tiere wurde regelrecht geheilt.
- Im Versuch wurde eines ganz deutlich: Sämtliche Hunde mit rheumatischer Arthritis hatten im Blut einen sehr niedrigen Selen-Gehalt. Es fehlte ihnen dieses Spurenelement, um gegen die Krankheit eine Abwehr zu schaffen.

Von diesen erfolgreichen Versuchen erfuhr Charles Ware, der Vorsitzende der britischen Arthritis-Gesellschaft. Und er wunderte sich, warum die Ärzte sich nicht daran wagten, solche Experimente mit kranken Menschen zu machen. Er verstand dieses Zögern nicht. Und da er bei keinem Arzt mehr Hilfe gegen seine Schmerzen und Gelenksveränderungen finden konnte, besorgte er sich das Selen-Präparat aus den USA und nahm es selbst ein.

Er ist ein neuer Mensch ohne Schmerzen geworden. Ein Mensch, der seine Arthritis besiegen konnte.

Das veranlaßte Charles Ware, einen nächsten Schritt zu tun, um auch anderen Menschen zu helfen, ihnen Hoffnung zu geben. Am 22. April 1982 berief er als Vorsitzender eine Ausschußsitzung der ›British Arthritic Association‹ ein. Einstimmig wurde ein Versuch mit Selen an schwersterkrankten Patienten und Mitgliedern der Arthritis-Gesellschaft beschlossen.

Als Versuchspersonen wurden 100 Rheuma- und Arthritispatienten ausgesucht: Es handelt sich um ausgesprochen schwere Fälle mit verschiedenen Formen der Gelenksentzündung, der Gelenksverformung mit teilweisen Lähmungserscheinungen.

Dann startete die Selen-Therapie, anfangs mit höheren Dosen, dann mit geringeren Gaben von Kapseln:

- Bereits nach einem Monat berichteten 70 von den 100

Patienten über merkbare Schmerzerleichterung und Besserung ihres Allgemeinzustandes.

- Im Verlauf von weiteren Monaten häuften sich die begeisterten Meldungen: Hüftschmerzen verschwanden, Gelenkschwellungen waren zurückgegangen, Lähmungserscheinungen in Händen und Beinen ließen deutlich nach.

- Das Ergebnis dieses Experiments wurde auf der darauffolgenden Herbstsitzung der Arthritis-Gesellschaft bekanntgegeben. Selen war mit einem Mal zu einem Thema für die Therapie gegen Rheuma und Arthritis geworden.

Besonderes Aufsehen in der Öffentlichkeit erregte die ganze Geschichte deshalb, weil allgemein bekannt war: Arthritis wurde mit sehr schweren, mitunter schädlichen Medikamenten bekämpft, und zwar oft nur mit geringem Erfolg. Und nun war da ein Naturprodukt, ein Spurenelement, das zusammen mit einem Vitamin nahezu »Wunderheilungen« auslöste.

Offiziell erklärte damals ein Sprecher der britischen Arthritis-Gesellschaft: »Wir sind überzeugt davon, daß Selen Tausende von leidenden Menschen heilen kann. Unsere Mitglieder, die an dem Experiment teilgenommen haben, sind begeistert und dankbar. Bei vielen von ihnen konnte die Krankheit gelindert, ja sogar der Zustand oft sensationell gebessert werden, auch in den als unheilbar bezeichneten Fällen.«

Damit war in der Behandlung von Rheuma und Arthritis mit Selen der große Durchbruch für die ganze Welt gegeben. Überall horchten Patienten auf und wollten mehr über das Naturprodukt Selen wissen.

Schlag auf Schlag wurden weitere Experimente durchgeführt:

- Die britische Zeitschrift »Here's Health« rief ihre Leser auf. Fast 500 Arthritis- und Rheumapatienten ließen sich unter ärztlicher Kontrolle mit Selen versorgen. Auch hier wieder gab es erstaunliche Erfolge.

Darauf wurde an der Universität in Tokio ein großer Selen-Versuch gegen Rheuma gestartet.

Parallel dazu nahm ein Londoner Krankenhaus in seiner Rheuma- und Arthritis-Abteilung die Arbeit mit Selen auf. Das Ergebnis: Zufriedene und glückliche Patienten, die Schmerzen und Lähmungserscheinungen loswurden.

In Kalifornien begannen Ärzte in drei Spitälern, Selen in der Rheuma- und Arthritis-Therapie erfolgreich einzusetzen.

Aber immer wieder beobachtete man, daß im Kampf gegen die Krankheit die Kombination von Bio-Selen und Vitamin E die meiste Wirkung erzielte.

Zusätzlich zeigte es sich als ungeheurer Behandlungsvorteil, wenn die Arthritis- und Rheumapatienten zu den Kapseln mit Selen und Vitamin E sich reichlich mit Vitamin C aus Gemüse und Obst oder mit Vitamin-C-Tabletten versorgten. Es stellte sich nämlich heraus, daß die Arthritis- und Rheumapatienten weit mehr Vitamin C als ein gesunder Mensch brauchen. Allein schon durch die Tatsache, daß die Kranken gegen ihre entzündlichen Schmerzen oft zu Aspirin greifen. Und Aspirin zerstört das Vitamin C im Körper. Aber es ist gerade bei diesem Leiden zur Festigung der Abwehrkräfte gegen neuerliche Entzündungen wichtig.

Die führende Arthritis-Klinik in Kanada startete im Winter 1982/83 einen umfangreichen Selen-Versuch. Das Ergebnis: Selen ist in der Therapie dieses Leidens unerhört wichtig, und es müßten so schnell wie möglich internationale Forschungen auf breiter Basis einsetzen, damit dieses Spurenelement gefährliche Medikamente ablösen kann.

• An der »University Medical Research Unit« in Kyoto, Japan, wo man über die derzeit modernsten Forschungseinrichtungen der Welt verfügt, laufen seither ununterbrochen Untersuchungen, wie weit Selen ein optimales Naturheilmittel gegen Rheuma und Arthritis sein kann.

Selen wirkt langsam, aber sicher

Beim Experiment der britischen Zeitung »Here's Health« gab es anfangs auch enttäuschte Patienten. Sie hatten sich durch die Einnahme von Selen aufgrund der vorangehenden Zeitungsberichte eine schnelle, sofortige Heilung von ihrem Leiden vorgestellt.

Davon kann selbstverständlich keine Rede sein. Selen ist ein natürliches Spurenelement. Es wirkt daher auch wie eine Naturheilarznei:

Selen beginnt erst nach längerer Zeit mit seiner eigentlichen Wirkung, weil es ja Schritt um Schritt den Selen-Spiegel im Blut steuert und damit eine Reihe von lebensnotwendigen und heilenden Reaktionen aufbaut und auslöst.

Selen ist kein schmerzstillendes Mittel, das augenblicklich wirkt und den Patienten Erleichterung verschafft. Selen greift in den Enzymhaushalt des Organismus ein, baut Abwehrkraft und Gesundheit auf und wirkt nicht schmerzlindernd, sondern heilend. Das dauert seine Zeit.

Selen kann zuerst in seinem Wirkungsprozeß Linderung bringen. Das muß aber nicht immer sein. Bei vielen Arthritis- und Rheumapatienten zeigt sich beispielsweise zu Beginn der Selen-Kur eine Verschlechterung des Gesundheitszustandes. Die Schwellungen und Schmerzen an den Gelenken wurden stärker. Solche Symptome wurden inzwischen auch von vielen Ärzten bestätigt. Das ist eine natürliche Reaktion des Körpers, wenn er Abwehrkräfte aufbaut. Nach einiger Zeit beginnen dann die Symptome um so deutlicher zu verschwinden. Dann ist der Heilungsprozeß eingetreten.

Selen wirkt gegen Arthritis und Rheuma in den meisten Fällen erst nach einer anfänglichen Behandlungsdauer von vier bis sechs Wochen. Von da an erst kann man den Erfolg beobachten. Das ist der Zeitpunkt, zu dem der Organismus wieder seinen notwendigen Selen-Spiegel hat und wieder normal arbeiten kann.

Man kann es so sagen: Das erste, was das Selen unbemerkt vom Patienten einleitet, ist ein Stop für die vorgezeichnete Beschleunigung der Erkrankung. Dann erst kann sich die Heilung abzeichnen.

Wer dem Selen als Arthritis- oder Rheumapatient vertraut, muß Geduld haben. Es ist wie bei den Kräutern und Kräuterpräparaten: Die Natur wirkt langsam, aber sicher.

Selen stoppt Entzündungen

Man kann allerdings nicht generell behaupten: Selen bekämpft und heilt Rheuma und Arthritis. Vielmehr kann man das Spurenelement nach dem letzten Stand der Forschungen bei Arthritis und ganz bestimmten rheumatischen Formen einsetzen. Denn Rheuma ist nicht gleich Rheuma. Es gibt im Grunde genommen vier verschiedene Rheumaarten:

- Da sind vorerst die entzündlichen Erkrankungen wie Polyarthritis, Arthritis, Morbus Bechterew und akutes rheumatisches Fieber.
- Dann gibt es die degenerativen Gelenk- und Wirbelsäulenerkrankungen wie Arthrosen, Bandscheibenschäden und Ischias.
- Schließlich die stoffwechselbedingten Rheumaleiden wie etwa die Gicht.
- Und die Weichteilrheuma-Erkrankungen, nichtentzündliche Prozesse in Muskeln, Sehnen und Bändern.

Das Spurenelement bewährt sich in erster Linie im Kampf gegen die entzündlichen Rheumaerkrankungen, denn man weiß inzwischen: Selen stoppt Entzündungen.

Das beweisen viele Untersuchungen und Beobachtungen aus den letzten Jahren:

In jenen Landschaftsstrichen Chinas, in denen aufgrund von Selen-Mangel die Keshan-Krankheit bei Kindern und jungen Frauen auftritt, kommt es ohne vorbeugende Selen-Versorgung auch zu entzündlichen Gelenkschmerzen, die große Beschwerden verursachen. Man spricht von der ›Big Joint Disease‹. Kinder, die daran leiden, weisen in Blut- und Haaruntersuchungen einen erschreckend niedrigen Selen-Gehalt auf. Daraus läßt sich schließen, daß die entzündlichen Veränderungen der Gelenke durch zerstörende radikale Substanzen ausgelöst werden. Und nur Selen kann ihnen Einhalt gebieten.

Parallel dazu liegen die Berichte von norwegischen Wissenschaftlern vor. Aus ihnen kann man herauslesen, daß im Blut von Patienten mit entzündlichen rheumatischen Beschwerden sehr niedrige Selen-Werte und dafür sehr hohe Kupferkonzentrationen nachzuweisen sind. Im Kampf gegen die Zerstörung von Gelenken wird Selen in verstärktem Maße gebraucht. Ist es nicht vorhanden, kann die Krankheit freien Lauf nehmen und rasch fortschreiten.

Ganz besonders erstaunliche Erfolge wies in Norwegen die Behandlung von Kniegelenksrheuma und Kniegelenksarthritis mit Selen auf.

Im Jahr 1987 lief in einer Klinik in Bad Waldsee unter der Leitung von Chefarzt Dozent Dr. Norbert Dettmer eine Selen-Therapie-Studie mit 60 Patienten, die an schwerer chronischer Polyarthritis litten. Die Kranken erhielten regelmäßig Selen, damit der Selen-Spiegel im Blut nicht absinken konnte und genug von diesem schützenden Spurenelement vorhanden war. Bei ihrer Einlieferung wiesen die Patienten eine auffallend niedrige Menge an Selen im Organismus auf. Ein Großteil der Patienten war nach einiger Zeit beschwerdefrei. Die gefürchteten Schmerzschübe blieben aus.

Gesunde Augen durch Selen

Ein blinder Arzt wird wieder sehend

»Es tut mir leid!« Augenarzt Dr. Joseph Corner legt seinem 69jährigen Kollegen Dr. Henry Smith-Fraighton die rechte Hand auf die Schulter und seufzt, ehe er weiterspricht: »Wir waren immer ehrlich zueinander. Du bist nahezu blind. Und es gibt keine Möglichkeit, dir zu helfen. Der Graue Star ist weit fortgeschritten. In deinem Fall würde auch ein operativer Eingriff nichts mehr nützen.«
»Ich danke dir für deine Offenheit«, entgegnet Dr. Smith-Fraighton und erhebt sich vorsichtig von seinem Sessel. Dann tastet er sich aus dem Ordinationszimmer, hakt sich draußen bei seiner Frau ein und läßt sich nach Hause bringen.
Die Nachricht war für ihn hart. Doch er denkt nicht daran, aufzugeben. Er hat von Tierversuchen in Mexiko gelesen. Und er beschließt, an sich selbst einen Versuch durchzuführen. Er weiß, daß er zusätzlich zum Grauen Star an einer unheilbaren Gefäßerkrankung der Netzhaut leidet, die man in Medizinerkreisen als ›Mecula degenerativa‹ bezeichnet. Er wird binnen eines Jahres total erblinden. Er hat keine Chance. Dennoch will er ein Experiment starten.
Er läßt sich ein Selen-Präparat mit Vitamin E kommen, wie es zu dieser Zeit hauptsächlich noch in Tierversuchen angewandt wird. Und er nimmt es regelmäßig. Drei Jahre lang.
Schon nach dem ersten Jahr spürt er, wie er langsam wieder ein Sehvermögen bekommt. Er kann nur Schemen erkennen. Aber sein rechtes Auge funktioniert wieder vage.

Nach einem weiteren halben Jahr erkennt er den Erfolg auch am linken Auge. Das gibt ihm Mut.

Er nimmt das Selen weiter und spricht mit keinem darüber.

Eines Tages sind es nicht nur Schemen, die sich vor seinen Augen aufbauen. Er kann wieder sehen. Er sucht seinen Freund und Kollegen auf, der dann eine erstaunliche Feststellung macht: Dr. Smith-Fraighton hat wieder eine Sehstärke von 20/50.

Nach einigen Monaten steigert sich die Sehstärke auf 20/35.

Dr. Joseph Corner ist fassungslos. So etwas ist ihm noch nie untergekommen. Zuerst glaubt er an ein zufälliges Wunder. Dann will er wissen: »Henry, was hast du mit deinen Augen gemacht?«

Da verrät der Mediziner sein Geheimnis. Er erzählt von seiner Selen-Kur.

Von diesem Tag im Jahr 1975 an behandelt Dr. Corner viele seiner Patienten, die an Grauem Star und an Netzhautschäden aufgrund von Diabetes leiden, mit Selen und Vitamin E. Er erzielt damit erstaunliche Erfolge.

Davon wieder hört Dr. Melany Gay, Augenärztin in Los Angeles. Sie ist 49 Jahre alt und leidet an einem rasch fortschreitenden Grauen Star. Die Kollegen legen ihr nahe: »Laß dich endlich operieren!«

Doch Dr. Gay hat panische Angst vor einer Operation. Sie setzt sich mit Dr. Smith-Fraighton in Verbindung und besorgt sich auch Selen. Sie nimmt es zwei Jahre. Und sie erspart sich dadurch die Operation. Der Graue Star geht nahezu ganz zurück. Sie kann wieder normal sehen und arbeiten.

Von diesem Augenblick an beschließt sie, sich voll und ganz der Selen-Therapie in der Augenheilkunde zu widmen.

Viele wird nun interessieren: Was war das für ein interessanter und überzeugender Tierversuch, der die beiden Betroffenen auf die Idee brachte, das eigene Augenlicht mit dem Spurenelement Selen zu bekämpfen?

Verminderte Sehkraft durch Selen-Mangel

Der Graue Star ist eine Trübung der Linse des Auges. Das Leiden kann angeboren, aber auch erworben werden. Und da die Erkrankung auch bei Tieren beobachtet werden kann, so lief im Jahr 1970 in Mexiko eine Forschungsreihe. Dazu mußte man aber erst die Sehkraft und ihre medizinische Struktur bei gesunden Tieren feststellen.

Und da machte man eine interessante Entdeckung:

- Meerschweinchen haben eine ganz besonders schwache Sehkraft im Vergleich zu anderen Tieren.
- Rehe und Vögel zeichnen sich dagegen durch eine ganz besonders hohe Sehkraft aus.
- Genaue Untersuchungen der Sehorgane ergaben nun: Die Netzhaut von Meerschweinchen enthält hundertmal weniger vom Spurenelement Selen als etwa die Netzhaut eines Vogels oder eines Rehs.

Daraus ergibt sich der medizinische Schluß: Selen ist auch unmittelbar am Sehvorgang beteiligt und steuert die Vorgänge in der Netzhaut und im gesamten Auge gezielt mit.

In einem darauffolgenden Versuch mit Ratten konnte man das auch direkt nachweisen: Tiere, die ganz bewußt selenarm ernährt wurden, bekamen in kurzer Zeit den Grauen Star. Mit dem Abnehmen des Selen-Spiegels im Organismus erhöhte sich die Häufigkeit der Linsentrübung.

Dann erst folgten konkrete Untersuchungen an Menschen. Und da war alles so, wie man es vermutet hatte:

- Bei einem gesunden Erwachsenen sind Linse und Netzhaut der Augen reich an Selen.

- Wer bereits einen beginnenden Grauen Star aufweist, also am Anfang einer Linsentrübung steht, der hat nur mehr ein Sechstel des üblichen Selen-Gehaltes.

Giftstoffe aus der Umwelt oder aus dem körpereigenen Stoffwechsel greifen auch unsere Augen an. Fehlt die nötige Menge an Schutzstoff Selen, dann kommt es zu einer Vernetzung der normalerweise gelösten Proteine. Die Linse trübt sich. Der Graue Star entsteht.

Auch hier wieder schützt das Spurenelement Selen das Auge in Zusammenarbeit mit dem Enzym Glutathionperoxidase.

Allerdings muß dazu gesagt werden: Der Graue Star tritt nicht unbedingt ausschließlich durch Selen-Mangel im Organismus auf. Es gibt nachweislich auch andere Ursachen.

Wenn aber das Selen dabei eine Rolle spielt, so tritt die Linsentrübung meist erst nach einem lang andauernden Selen-Defizit ein. Der Grund: In der Linse läuft der Stoffwechsel ganz besonders langsam ab. Es ist daher in Hinblick auch auf die Sehkraft wichtig, daß jeder von uns von frühem Alter an regelmäßig dem Körper Selen zuführt.

Selen, die Naturarznei gegen Muskelschwund

Binnen sechs Monaten vom Rollstuhl befreit

Helene Reithlehner ist 26 Jahre alt. Sie arbeitet als Mannequin in einem Münchner Warenhaus. Fast jeden Tag steht sie bei einer Modenschau fürs Publikum auf dem Laufsteg. Während ihre Kolleginnen auch danach noch fröhlich und fit sind und abends in ihrer Freizeit vieles unternehmen, begibt sich Helene Reithlehner rasch mit einem Taxi nach Hause und fällt todmüde ins Bett.
Das war schon früher so. Doch jetzt macht es ihr Sorgen. Sie nimmt sich vor, zum Arzt zu gehen, verdrängt es dann aber. Es vergehen wieder Monate.
Plötzlich merkt die junge Frau, daß sie sich immer schwächer auf den Beinen fühlt. Sie kann nicht mehr über den Laufsteg gehen. Es ist wie bei einer beginnenden Lähmung. Und sie ist immer so müde.
Jetzt erst geht sie zum Arzt. Zu diesem Zeitpunkt erkennt sie selbst, daß an ihr eine äußerliche Veränderung vorgeht: Sie bekommt ganz dünne Beine. Die Muskeln haben sich bereits zurückgebildet. Der Münchner Arzt schickt die Patientin sofort in eine Klinik. Und nach einer eingehenden Untersuchung lautet die Diagnose: Muskelschwund.
Helene Reithlehner weiß, was das für sie bedeutet: Sie wird trotz ihrer Jugend nie mehr als Mannequin arbeiten können. Sie wird bald im Rollstuhl sitzen müssen, ohne Chance auf Besserung. Denn die Wissenschaft hat das Geheimnis dieser Muskelkrankheit noch nicht ergründet. Es gibt keine Heilung. Die üblichen Medikamente können nur den Zustand lindern, das Leiden bremsen. Mehr nicht.

Die junge Frau kauft sich viele Bücher über Muskelschwund. Sie findet darin nichts, was ihr Hoffnung macht. Doch sie will nicht aufgeben. Sie erinnert sich an ihre Kindheit zurück. Damals hat eigentlich alles schon begonnen, wie meistens bei dieser heimtückischen Krankheit. Sie war an sich ein pausbäckiges, dickliches Kind mit einem etwas unbeholfenem Gang. Das ist typisch. Die Muskeln waren vorerst eher vergrößert und mit viel Fettgewebe durchzogen.

Und nun erschrickt Helene Reithlehner, wenn sie sich im Spiegel sieht: Die Muskeln der Waden und Oberarme sind stark zurückgebildet. Dafür stehen Schlüsselbein, Schulterblätter und andere Gelenke stark hervor.

Die Patientin weiß, wie es weitergehen wird: zunehmende allgemeine Körperschwäche, Funktionsstörungen der Blase, Schmerzen und Lähmungserscheinungen. Das Ende ist sehr oft eine totale Bewegungsunfähigkeit bis zum erlösenden Tod.

Für die Patientin beginnt eine qualvolle Zeit zahlreicher Behandlungen in verschiedenen Kliniken, bei etlichen Ärzten. Doch die Krankheit schreitet fort. Es dauert ein paar Jahre. Dann zieht es Helene Reithlehner vor, sich freiwillig in den Rollstuhl zu setzen. Im Grunde genommen hat sie mit dem Leben abgeschlossen. Doch irgendwo im Unterbewußtsein ist noch ein Funken Hoffnung. Denn, wo immer die junge und kranke Frau etwas über Muskelschwund liest, interessiert sie sich dafür.

Zur gleichen Zeit beschließt Marion Bücker-Bode, eine führende deutsche Heilpraktikerin, Leiterin des »Zentrums für Naturheilverfahren« in Breisach und zweite Vorsitzende der Deutschen Gesellschaft zur Erforschung des Selens, ihre Forschungen im Kampf gegen Muskelschwund zu verstärken. In ihrer Praxis mehren sich erschütternde Fälle von kranken Kindern, Jugendlichen und Erwachsenen.

Aus diesem Grund besucht Marion Bücker-Bode auch das Internationale Symposium über Spurenelemente in München im April 1986. Und dort kommt es zu einem sensationellen Auftritt eines Ärzteteams der Universität Göteborg.

Die schwedischen Mediziner berichten:

- Es ist ihnen gelungen, sechs Patienten mit schwerem Muskelschwund erfolgreich zu behandeln und zu heilen.
- Die Patienten wurden mit einer Naturtherapie versorgt. Sie erhielten Protecton-Selen mit Vitamin E.
- Drei von den sechs Patienten konnten nach einer Behandlung von mehreren Monaten wieder gehen, nachdem sie bereits längere Zeit an den Rollstuhl gefesselt waren.
- Einer davon vermochte wieder ohne fremde Hilfe vom Boden aufzustehen.
- Die anderen beiden kamen von allein wieder aus der Hocke hoch. Und sie mußten sich dabei nirgends festhalten.
- Bei sämtlichen Patienten verbesserte sich die Kraft der Arme und Hände. Die gesamte körperliche Verfassung war staunenswert.
- Mehrmalige, genaue elektro-physikalische Messungen zeigten es ganz deutlich: Der Muskeltonus hatte sich im Laufe der Behandlung mit Selen normalisiert. Die Muskelspannung war somit um ein gutes Stück wieder wie früher.

Der Leiter der schwedischen Ärzte- und Wissenschaftlergruppe aus Göteborg, Prof. Dr. Gorm Örndahl, betont bei seinem Bericht: »Wir stehen damit am Beginn einer gezielten und wirksamen Therapie gegen den Muskelschwund. Für viele Patienten kann Selen die Rettung sein!«

In erster Linie wird man damit Kindern und Jugendlichen helfen können. Von 10 000 Menschen erkranken der Statistik nach sieben an Muskelschwund, meist schon in früher Kindheit. Bisher gab es kein wirksames Medikament dagegen. Allerdings sind in den letzten Jahren auch mehr und mehr Erwachsene davon betroffen. Das bestätigt der schwedische Arzt Dr. Hans Lagergren. Die Ursachen sind meist Nervenstörungen und Stoffwechselstörungen in den Muskeln. Man weiß heute, daß dabei ganz bestimmte Enzyme in ihrer Wirkung vermindert oder vollständig eingeschränkt sind. Darüber hinaus vermutet man, daß diese Krankheit mit einem Mangel an Vitamin B_{12} und unbekannten Viren in Verbindung steht.

Die deutsche Heilpraktikerin Marion Bücker-Bode ist von den Vorträgen der schwedischen Ärzte über die Heilwirkungen von Selen bei dieser heimtückischen Krankheit begeistert. Sie weiß, daß auch sie ihre Patienten mit dem Spurenelement behandeln wird. Und es gibt für sie keine Frage. Sie wird Protecton – jene bereits erprobte Kombination von Selen und Vitamin E – einsetzen.

Die ersten Heilungen in Deutschland

Es dauert nur ein paar Monate. Dann kann Marion Bücker-Bode bereits die ersten Heilungen im Kampf gegen Muskelschwund in der Bundesrepublik Deutschland vorweisen. Das ist zu Beginn des Jahres 1987.

Da ist die Geschichte der 51jährigen Christine Zettler aus Hannover. Sie verließ ihre Wohnung nicht mehr und ließ sich alle Besorgungen von einer Nichte machen. Wenn sie zum Arzt mußte, dann ließ sie sich vom Taxifahrer zum Wagen und nachher wieder zurück in die Wohnung tragen. Die Frau war ein bedauernswertes, hilfloses Bündel Mensch, die Tag und Nacht von Depressionen und Schmerzen geplagt wurde.

Als sie hörte, daß Marion Bücker-Bode eine neue und

121

noch dazu natürliche Methode gegen Muskelschwund durchführt, da wandte sie sich als letzte Hoffnung an die Heilpraktikerin. Sie bekam sechs Monate lang unter strenger Kontrolle das Bio-Selen Protecton in Kapselform und spürte schon nach einigen Wochen eine leichte Besserung ihres Zustandes.

Und dann passierte es, und das war wie ein Wunder. Nach diesen sechs Monaten konnte sie zum erstenmal allein ihre Wohnung verlassen, ging den Weg zum Taxi auf der Straße und von dem Taxi in die Praxis. Als die Patientin Marion Bücker-Bode so gegenüberstand, fiel sie ihr vor Freude schluchzend in die Arme.

Dann ist da noch die ergreifende Geschichte von dem 17jährigen Klaus-Dieter Heikelmann aus Bremen. Er war als Schulkind scheinbar gesund, wenn auch etwas ungelenk. Er machte anschließend die Lehre als Verkäufer und liebte diesen Beruf. Eines Tages brach er in dem Geschäft, in dem er arbeitete, zusammen. Die Untersuchung des bereits sehr geschwächten Jungen ergab: Muskelschwund.

Klaus Heikelmann verkraftete diese Tatsache nicht. Er hatte Angst, mit dieser Krankheit nicht fertig zu werden. Die Eltern lösten sich in der Betreuung des Jungen Tag und Nacht ab. Sein Zustand verschlechterte sich von Tag zu Tag. Schließlich kam er kaum mehr vom Sessel und vom Bett hoch. Das war der Augenblick, als sein Vater ihn zu Marion Bücker-Bode ins Zentrum für Naturheilverfahren brachte. Er wollte seinen Sohn nicht länger mit starken Medikamenten versorgen, die seinen Magen sehr geschwächt und den Gesamtzustand damit noch mehr verschlechtert hatten.

Marion Bücker-Bode nahm sich spontan des jungen Patienten an. Er wurde über ein Jahr mit dem Bio-Selen Protecton behandelt, erhielt zusätzlich ein Schlangengiftextrakt und eine Therapie mit Interferenzströmen. Selen brachte den Erfolg:

- Der 17jährige Junge konnte nach einem Jahr wieder aufstehen und stehen.
- Nach weiteren drei Monaten konnte er greifen, tragen und andere Tätigkeiten aufnehmen.
- Schließlich konnte er unter Freudentränen seine ersten Schritte machen.
- Der gesamte Organismus funktionierte ganz normal. Klaus-Dieter nahm wieder seine Berufausbildung als Verkäufer auf.

Marion Bücker-Bode hat daraufhin ihre Beobachtungen und Forschungen in ihrer Funktion als Heilpraktikerin und als zweite Vorsitzende der Deutschen Gesellschaft zur Erforschung des Selens intensiv auf dieses Spurenelement ausgerichtet. Sie hat inzwischen auf diesem Gebiet viele zufriedenstellende Erfahrungen gemacht, die übrigens von namhaften in- und ausländischen Medizinern, die sich mit Selen beschäftigen, voll und ganz bestätigt werden:

Gerade beim Muskelschwund ist die Tatsache, daß hier bestimmte Enzyme ausfallen, sehr wesentlich, da man heute weiß: Selen aktiviert eine Reihe von Enzymen und gibt ihnen Kraft.

In schweren Fällen von Muskelschwund müssen allerdings zusätzliche Therapien angeboten werden. Unter anderem sind konsequente Übungen mit den Gelenken und ein regelmäßiges Muskeltraining Bedingung, genauso wie nach langer Bettlägrigkeit oder nach Sportverletzungen.

Ganz wesentlich für die erfolgreiche Bekämpfung von Muskelschwund ist eine Besonderheit, die Selen besitzt: Das Spurenelement kann direkt in den Glukose-Phosphat-Stoffwechsel der Muskelzellen eingreifen und kann da auch schwere Störungen beseitigen. Darum kommt es mitunter zu Heilungen, die nahezu an ein Wunder grenzen.

Das ehemalige Mannequin Helene Reithlehner erlebte dieses Wunder. Sie kann nach einem Jahr Therapie mit Selen wieder gehen.

Selen bremst den Alterungsprozeß

Ein Spurenelement verlängert das Leben

Schauplatz ist das Zentrale Altenheim von San Francisco-West. Ein Fernseh-Team einer amerikanischen TV-Anstalt, angeführt von einem Medizinreporter, trifft mit mehreren Kameras ein. Es ist ein sonniger Herbsttag des Jahres 1987. Der ärztliche Leiter des Heimes, Dr. Andrew Belling-Shneider, gibt nach fünf Jahren ein hochinteressantes Ergebnis bekannt. Er stellt den TV-Leuten einige Insassen des Heimes vor. Frauen und Männer, die zwischen 95 und 99 Jahren sind. Es sind Menschen, die sich in außerordentlicher geistiger und körperlicher Verfassung befinden.

Video-Filme beweisen, daß diese Menschen fünf Jahre zuvor nicht so vital waren, daß einige ihrem Alter entsprechend senil wirkten und sich immer müde fühlten.

Einige klagten über Gedächtnislücken.

Viele hatten keinen Schwung und keine Lebensfreude mehr.

Und nun ist es, als wären diese Menschen einem Jungbrunnen entstiegen. Sie sind in diesen fünf Jahren viel weniger krank gewesen und sind voller Elan.

Der Fernsehreporter fragt den ärztlichen Leiter und die betroffenen Männer und Frauen: »Was ist geschehen?«

Die Antwort heißt: Selen hat auch hier seine Wirkung gezeigt.

Dr. Andrew Belling-Shneider berichtet: »Ich habe von den sensationellen Berichten des britischen Professors Dr. Richard Passwater gehört, der an der Universität Birmingham Altersforschung betreibt. Er wollte unbedingt herausfinden, warum in Norfolk so viele bewundernswert vitale alte Menschen leben, die noch immer geistig und körperlich aktiv sind. Er ist dahintergekommen, daß in Norfolk reichlich Selen im Boden enthalten ist und daher die Bevölkerung in dieser Gegend genügend von dem Spurenelement über die tägliche Ernährung aufnimmt, was sonst kaum mehr irgendwo auf der Welt möglich ist. Um seine Vermutung zu bestätigen, hat er einen aufsehenerregenden Tierversuch durchgeführt. Und er konnte nachweisen, daß durch Selen in Verbindung mit Vitamin E Altersprozesse gebremst werden und das Leben bis zu einem Drittel verlängert werden kann!«

Daraufhin legt der Arzt dem Fernsehreporter seine Therapie für die alten Menschen im Heim vor, um sie länger jung und gesund zu erhalten: »Wir haben sehr gezielt in den Speiseplan des Heimes Nahrungsmittel mit Selengehalt eingeführt: also reichlich Fisch, Vollkornprodukte und vieles andere. Und etliche unserer Frauen und Männer haben freiwillig und zusätzlich Bio-Selen mit Vitamin E in Kapselform zu sich genommen. Sie haben es gern genommen, weil sie wußten, daß sie damit ein natürliches Produkt konsumierten.«

Die Interviews, die daraufhin mit den alten Menschen dieses Heimes geführt werden, lösen im amerikanischen Fernsehen große Zuschauerreaktionen aus. In der Sendung, die eine Woche später ausgestrahlt wird, dokumentiert der Reporter: »Sie werden Menschen erleben, die vor Jugend sprühen, die Optimismus ausstrahlen und manchem von uns ein Vorbild sein können, obwohl sie bereits fast hundert Jahre alt sind.«

Der Kampf gegen den Abbau der Zellen

Man muß das richtig sehen: Selen ist nicht das langgesuchte Lebenselixier, das Wundermittel für die ewige Jugend. Doch es ist ein ganz wesentliches Spurenelement, das uns hilft, möglichst lange jugendlich und gesünder zu bleiben. Allein das ist schon etwas ganz Phantastisches, das unsere Lebensqualität mit zunehmendem Alter anheben kann. Was bedeutet denn eigentlich »altern«?

Es handelt sich um einen unaufhaltsamen Prozeß, den man nicht stoppen, sondern höchstens bremsen kann, und bei dem viele verschiedene Faktoren in Erscheinung treten:

- Die Anzahl der gesunden Zellen wird reduziert.
- Die freien Radikalen, jene gefährlichen Molekül-Bruchstücke, die uns ein ganzes Leben lang aus der Umwelt und aus den eigenen Stoffwechselvorgängen bedrohen und welche unentwegt unsere Zellen attackieren, haben mit zunehmendem Alter leichteres Spiel bei den schwächer werdenden Zellwiderständen.
- Es vermehren sich einige Enzyme. Dafür aber nimmt die Aktivität einiger wesentlicher Enzyme ab.
- Der Körper verliert Reserven, die er nicht mehr so schnell wie in der Jugend aufbauen kann. Dieser Verlust ist auf das Absterben von Zellen zurückzuführen.
- Grundsätzlich arbeiten alle Organe nicht mehr so auf Volltouren wie Jahre zuvor. Die Gesamtaktivität des Organismus nimmt ab.
- Zu diesem grundlegenden natürlichen Abbau des Alterungsprozesses kommen noch zusätzliche äußere Belastungen: die zunehmende Aufnahme von Umweltgiften und ein ungesunder, unvernünftiger Lebensstil, der viele Menschen schneller altern läßt; regelmäßig reichlich Alkohol, Nikotin, unkontrolliertes Essen, zuwenig Schlaf, Streß ohne Unterbrechung, mit einem Wort – Raubbau an der eigenen Gesundheit.

- Zusätzlich wird der Alterungsprozeß durch Krankheiten sowie durch das regelmäßige Einnehmen von starken Medikamenten verstärkt.

All diese Komponenten aber rufen im Organismus genau dasselbe hervor, was in diesem Buch immer wieder aufgezeigt wurde: Die Zellen werden vorzeitig geschwächt. Die Immunkraft wird abgebaut. Der Körper hält den ständigen Angriffen seiner Feinde nicht mehr stand.

Daher wird die Leistung des Spurenelementes ganz logisch: Es baut die Immunkraft auf. Es stärkt die Zelle, vor allem die Zellwand. Gemeinsam mit dem Vitamin E – also in Form der Substanz Protecton – gibt es bestimmten Enzymen eine zusätzliche Kraft. Krankheiten und Zellverschleiß werden damit abgeblockt. Der Organismus, der genügend Selen mit Vitamin E in sich hat, reagiert wie ein junger Organismus, auch wenn der betreffende Mensch schon eine gewisse Altersgrenze überschritten hat.

Daher ist es in selenarmen Gegenden wichtig, daß die Bevölkerung aufgeklärt wird, wie wichtig mit fortschreitendem Alter der Selen-Haushalt eines Menschen ist, sozusagen als natürliche Waffe gegen zu schnellen Verschleiß.

Und so kommt es, daß Patienten, die mit Selen gegen Krankheiten versorgt werden, positive Nebenerscheinungen aufweisen, wie aus amerikanischen, britischen und deutschen Arztpraxen berichtet wird:

- Sie sehen jünger aus als andere Altersgenossen.
- Sie sind weniger krankheitsanfällig.
- Sie sind körperlich aktiver.
- Sie sind auch geistig frischer.

Daher ist zu erwarten, daß Selen nicht nur in der gezielten Behandlung von Altersleiden, sondern auch in der Vorsorge allein gegen allgemeine Alterserscheinungen in Zukunft Bedeutung gewinnen wird.

Untersuchungen in Japan an der Universität in Tokio haben im Jahr 1980 ergeben, daß das Vorhandensein von ge-

127

nügend Selen im Organismus positiven Einfluß auf die Arteriosklerose nimmt. Vor allem vorbeugend. Man weiß heute:

- Adernverkalkung entsteht durch Störungen im Fettstoffwechsel. Der Körper kann die reichlich aufgenommenen gesättigten Fettsäuren von fettem Fleisch, von tierischen Fetten oder erhitzten Ölen nicht abbauen.
- Adernverkalkung entsteht aber auch durch Störungen im Zuckerstoffwechsel.
- Es gibt Theorien, die obendrein von einer Infektion sprechen, die die arteriosklerotischen Erkrankungen auslösen.
- Auch ist heute bewiesen, daß Gifte aus der Umwelt – ganz besonders Nikotin – die Arterienwände schädigen.

Und genau hier dürfte – nach verschiedenen wissenschaftlichen Untersuchungen – das Spurenelement Selen schützend und vorbeugend eingreifen. Da die Ursachen für die Entstehung und Entwicklung der Adernverkalkung noch nicht endgültig geklärt sind, wird zweifelsohne in der zukünftigen Forschung auch in dieser Richtung dem Selen einige Aufmerksamkeit geschenkt werden.

Man hat erst vor ein paar Jahren herausgefunden: Ehe es zu den bewußten Ablagerungen an den Arterienwänden kommt, entstehen Zellschäden, die in der sogenannten äußeren Endothelschicht beginnen und die sich bis in die innersten Gefäßwände ausbreiten. Hauptursache für diese Zellschäden sind Lipidperoxide, Gifte in den aufgenommenen Nahrungsmitteln. Sie entstehen entweder bei der Herstellung von Lebensmitteln durch Zusatz von chemischen Konservierungsstoffen wie etwa bei Räucherfleisch, Schinken, Speck, Wurst und Eierteigwaren sowie Backwaren mit längerer Haltbarkeit. Sie entstehen aber auch beim Erhitzen von vielen Speisen in der Pfanne oder im Backofen.

Das Ausmaß dieser Zellschädigungen, die durch die Nahrung verursacht werden, kann durch körpereigene wirksame Schutzmaßnahmen reduziert werden.

Und dazu braucht der Körper gewisse Mengen von Selen. Arteriosklerose wird in der Medizin als Risikofaktor Nr. 1 für den Herzinfarkt angesehen. Und da die Wirkung von Selen zum Schutz vor Infarkt inzwischen nachgewiesen ist, liegt es auf der Hand, daß auch eine Schutzfunktion gegen die Adernverkalkung vorliegen muß. Vor allem in den USA gibt es Ärzte, die der Ansicht sind: Ohne zusätzliche Selen-Versorgung des Organismus gibt es keine wirksame Vorbeugung gegen Arteriosklerose und Herzinfarkt.

Tschernobyl und seine Auswirkungen für das Selen

Der Unfall und wie man sich gegen Strahlengefahren schützen kann

26. April 1986. Es ist 1.30 Uhr. Ein Schreckensdatum in der Geschichte des Atomkraftwerks von Tschernobyl in der sowjetischen Ukraine, 130 Kilometer nördlich der Millionenstadt Kiew. Plötzlich heulen die Alarmsirenen im Block 4 auf. Die Ingenieure der Nachtschicht wissen sofort: Das bedeutet höchste Gefahr. Das Kühlsystem für den Reaktor vom Typ RMBK 1000 ist ausgefallen. In rasendem Tempo steigen die Temperaturen im Reaktorkern und erreichen bald 500 Grad. Das Graphit rund um den Kern entzündet sich. Die Feuerwehren sind sofort zur Stelle. Doch sie führen einen hoffnungslosen Kampf. Und während rund 3000 Reaktorbeschäftigte evakuiert werden, kommt es 24 Stunden später zu einer gewaltigen Wasserstoffexplosion. Es ist inzwischen der 27. April, frühmorgens. Der bisher größte Kraftwerksunfall ist geschehen. Doch noch weiß die Öffentlichkeit nichts davon. Der Vorfall wird geheimgehalten.

Wieder vergehen 24 Stunden. In Schweden werden erschreckend hohe radioaktive Werte von Kontrollgeräten wahrgenommen. Wissenschaftler alarmieren die Welt. In kürzester Zeit weiß man, daß die Radioaktivität von einer Wolke aus der Sowjetunion kommen muß. Zu diesem Zeitpunkt ist die Bevölkerung von Polen, Nord- und Mitteleuropa bereits starken Strahlungen ausgesetzt.

Jetzt erst wird der Kernkraftwerksunfall aus der Ukraine bestätigt. Am 1. Mai haben die Strahlenwerte gefährliche

Ausmaße angenommen. Die Fernschreiber der Presse-agenturen ticken die beunruhigenden Meldungen in alle Welt. Überall lauert die radioaktive Gefahr. Millionen Menschen werden in Angst versetzt. Die Atomwolke verbreitet sich rasch über den gesamten nördlichen Erdball. Nur wenige Landstriche bleiben verschont. Überall treten Strahlenschutzkommissioen in Aktion. Es herrscht Verwirrung und Unwissenheit.

Eines aber wird bald allen klar: Sobald die Bedrohung durch das Jod abgeklungen ist, drohen Gefahren durch Caesium und Strontium. Und diese Bedrohung für den Organismus wird jahre- und jahrzehntelang andauern. Das bedeutet im Klartext: Unsere Welt ist radioaktiv vergiftet. Wir müssen damit leben.

In Fernsehstationen und Rundfunksendern sowie in den Zeitungen versuchen Journalisten die Bevölkerung mit Ratschlägen zu versorgen. Strahlenexperten werden um Tips gebeten. Doch es herrscht eine völlige Verunsicherung. Viele Menschen denken: Jetzt ist alles aus. Jetzt sind wir den tödlichen Strahlen ausgeliefert und können nichts dagegen tun.

Endlich aber kommen Wissenschaftler zu Wort wie beispielsweise Prof. Dr. Karlheinz Schmidt von der Universität Tübingen und zugleich Erster Vorsitzender der Deutschen Gesellschaft zur Erforschung des Selens. Er gibt in zahlreichen Interviews Millionen Menschen Hoffnung und Mut. Er gilt als Experte aufgrund seiner jahrelangen Forschungen und seiner wissenschaftlichen Zusammenarbeit mit Atomforschern aus den USA. Er erklärt, daß es jetzt gilt, das Immunsystem des Körpers stark aufzubauen, damit die Zellen mit den Angriffen der radioaktiven Strahlen, welche die Zellen vernichten, fertig werden.

Und da macht in der Bundesrepublik, in Österreich und in der Schweiz zum ersten Mal ein Spurenelement Schlagzeilen, das zuvor von der Öffentlichkeit kaum beachtet wurde.

Das Spurenelement Selen.

Man könnte sagen: Tschernobyl hat sozusagen in Mitteleuropa den Anstoß dafür gegeben, daß man auf Selen aufmerksam wurde. Vielleicht hätte sonst noch lange keiner Notiz davon genommen oder Interesse dafür gezeigt.

Prof. Dr. Karlheinz Schmidt von der Universität Tübingen erklärt seine besondere Wirkung der Bevölkerung:

- Selen besitzt antimutagene Eigenschaften. Das heißt: Es schützt die Zellen vor den bösartigen Veränderungen, welche durch radioaktive Strahlen entstehen können.

- Vor allem Selen in Kombination mit Vitamin E kann die vernichtende Strahlenwirkung in unserem Organismus neutralisieren.

- Wer also strahlenbelastete Nahrungsmittel aufnehmen muß, weil überall die Radioaktivität zu finden ist, muß seine Zellen schützen und sollte genügend Selen im Organismus haben.

- In amerikanischen Labors wurden im Zuge von zahlreichen Atombombenversuchen wertvolle Erkenntnisse gewonnen: Es konnte die Wirkung des Selens gegen lebensbedrohende Alpha- und Gammastrahlen bewiesen werden. US-Wissenschaftler empfahlen als Strahlenschutz-Therapie täglich die Einnahme von 400 bis 1000 Milligramm Selen.

Das bedeutet: Selen macht den Körper widerstandsfähiger gegen Strahlengefahr.

Die radioaktive Bedrohung nimmt zu

Die Kernkraftwerk-Katastrophe von Tschernobyl hat uns alle aufgerüttelt. Und sie hat uns zugleich klargemacht, daß wir alle jahrzehntelang den Kopf in den Sand gesteckt und nicht auf jene Wissenschaftler gehört haben, die schon vorher vor den Gefahren einer radioaktiven Bestrahlung gewarnt und zum Kampf gegen diese Gefahren aufgerufen haben.

Nicht nur Tschernobyl hat uns Radioaktivität beschert:

- Mit jedem Atombombenversuch ist die Welt immer wieder mit Strahlung überflutet worden.
- Auch Kernkraftwerke, die ohne Pannen ihre Arbeit tun, geben ständig Strahlendosen an die Umwelt ab.
- Viele kleinere Reaktorunfälle in aller Welt werden entweder heruntergespielt oder vertuscht. Jedesmal gibt es neue gefährliche Strahlung, vor allem für jene Menschen, die in unmittelbarer Nähe leben.
- Aber auch bei jeder Röntgenuntersuchung beim Arzt ist der menschliche Organismus keinen geringen Strahlenmengen ausgesetzt.
- Dasselbe passiert auch bei anderen medizinischen Untersuchungen: etwa bei der Kobalttherapie und bei der Isotopendiagnostik.
- Beim Betrieb von Kohlekraftwerken entsteht Radioaktivität, ja sogar beim ganz gewöhnlichen Betrieb von Heizungen mit festen Brennstoffen wie etwa Kohle.
- Durch radioaktive Stoffe wie Radium 226, Thorium 232 und Kalium 40 wird radioaktive Strahlung in viele Wohnungen und Häuser gebracht.
- Auch wer zu nahe an Bildschirmgeräten sitzt, setzt sich schädigender Strahlung aus.

Wie wirken sich nun die schädlichen radioaktiven Strahlen auf unseren Organismus aus?

Wir nehmen durch die Luft oder durch Nahrungsmittel radioaktive Teile in uns auf.

Jedes dieser Teilchen bringt sogenannte freie Radikale in unsere Zellen. Jedes Teilchen sondert ununterbrochen Milliarden Blitze ab. Unsere Zellen sind sozusagen einem ständigen Trommelfeuer ausgesetzt. Sie müssen sehr stark sein, um auf die Dauer Widerstand leisten zu können.

So ein unsichtbarer Strahlenblitz ist im Vergleich zu der Zelle, die er bombardiert, wie ein Sandkorn zu einem Hochhaus. Durch das Beschießen der Zelle werden die Bahnen von Tausenden Molekülen gestört. In und um die Zelle entsteht ein Chaos. Schutzstoffe, die an und für sich der Zelle helfen sollen, wenn Viren, Bazillen oder chemische Stoffe angreifen, verlieren ihre Abwehrkraft.

In so einer Situation ist jede stabile, intakte Kraft wichtig, die in diesem Chaos bestehen kann. Sie kann wieder Ordnung schaffen und den Körper vor radioaktiven Schäden bewahren. Wenn so eine Kraft nicht vorhanden ist, dann beginnt eine Zerstörung, die oft erst nach Jahren als radioaktive Spätfolgen zutage tritt.

Es sind also gerade bei der Strahlenbedrohung zwei Dinge wichtig:

● Schützende Kräfte in der Zelle müssen die angreifenden Aggressoren – radioaktive Teilchen – abwehren und neutralisieren.

● Schützende Kräfte müssen aber gleichzeitig und lange Zeit danach angerichtete radioaktive Schäden reparieren und dafür sorgen, daß die Zelle wieder ungehindert gesund weiterarbeiten kann.

Und diese bedeutenden Aufgaben zum Schutz der biologischen Gefährdung kann Selen leisten, wenn es in entsprechender Menge in unseren Zellen vorrätig ist und immer wieder neu zugeführt wird.

Daher ist es in skandinavischen Ländern und in den Vereinigten Staaten von Amerika schon seit Jahren üblich, daß Menschen, die in der Umgebung von Kernkraftwerken leben, als vorbeugenden Schutz Selen-Präparate vom Arzt verordnet bekommen und diese auch regelmäßig zu sich nehmen.

Daher hat auch die ›British Health Association‹ unter der Leitung der weltberühmten Autorin Barbara Cartland, die ja Präsidentin dieser Organisation ist, ihren Mitgliedern schon vor Jahren geraten, regelmäßig Selen in Form von Präparaten zu nehmen.

Darum ist es in vielen Kernkraftwerken üblich, daß die Ingenieure und Wachmannschaften regelmäßig Selen einnehmen müssen, um genügend Abwehrkräfte gegen etwaige Strahlung aufzubauen.

Bereits im Jahr 1981 erklärte der japanische Wissenschaftler Prof. Dr. Taranabe auf einem Kongreß in Kyoto: »Es gibt immer Anzeichen dafür, daß das Spurenelement Selen im Organismus spezielle Abwehrkräfte gegen Atomstrahlung mobilisieren kann. Selen ist ein wirklich bemerkenswertes Element. Man muß sich dessen nur bewußt sein und mehr darüber forschen ...«

Das bestätigten im selben Jahr auch Professoren an der Universität Utah und am Amerikanischen Gesundheitsinstitut sowie im Weizmann-Forschungsinstitut. Parallel zur Theorie der freien Radikalen fand man heraus, daß Selen den Zerstörungsprozeß der Zelle bei Krebs und radioaktiver Strahlung verlangsamt und erfolgreich abbremsen kann. Daraufhin hat Ende des Jahres 1981 die Weltgesundheitsorganisation in einem offiziellen Bericht das Selen als Schlüsselelement der Zukunft eingestuft. Gleichzeitig mit diesem Bericht starteten drei Wissenschaftler – zwei Japaner und ein Neuseeländer – eine spezielle Testreihe über Selen an der Universität von Osaka. Bisher erwies sich das Spurenelement als wertvollstes und bestes Immunmittel gegen Umweltgefahren. Die Forschungen sind noch lange nicht endgültig abgeschlossen.

Bio-Selen, Schutzschild gegen Krebs

Eine historische Sensation ohne Folgen

Es ist das Jahr 1910. Der Berliner Arzt Prof. Dr. August von Wassermann hat sich im Rudolf-Virchow-Krankenhaus in seine Labors zurückgezogen. Er möchte die Krebsforschung endlich vorantreiben. Und deswegen hat er Krebszellen in ein Serum verpflanzt und will ihre Lebensdauer feststellen, etwaige Veränderungen in dieser Zeit beobachten. Er braucht für seine Arbeit einen Vitalitätsnachweis der Krebszellen.

Dr. von Wassermann ist nicht der erste, der das tut. Er greift auf Untersuchungen und Beobachtungen von Dr. Gosios zurück. Und da Dr. Gosios dazu Natriumselenit einsetzte, baut er es auch in seine Versuche ein. Natriumselenit wurde vor ihm vielfach schon bei ähnlichen Untersuchungen an Bakterien verwendet.

An diesem Tag des Jahres 1910 macht Dr. von Wassermann zum ersten Mal eine Entdeckung, die er zuerst gar nicht recht glauben will: Die lebenden Krebszellen »fressen« förmlich das Selen auf. Der Gehalt an Selen wird zusehends in der Serum-Krebszellenkultur reduziert.

Interessant ist, daß dies nur im Umkreis der lebenden Krebszellen geschieht, nicht aber bei den abgestorbenen Teilen von Tumoren.

Dr. August von Wassermann weiß sofort, was das für die Krebsforschung bedeuten könnte. Er läßt seinen Freund Dr. Peter Jurek zu sich kommen, führt ihm das Phänomen vor und erklärt ihm dann: »Wenn lebende Krebszellen Selen verbrauchen, dann bedeutet das, daß Selen ein Feind der Krebszellen ist. Das Selen stellt sich hartnäckig gegen die Krebszellen. Ich frage mich nun: Wenn man die Zelle mit genügend Selen versorgt, ob es dann wohl gelingt, ein Ausbreiten des Krebses zu verhindern? Ob es möglich ist, die Krebszelle zu isolieren oder gar zu heilen?«

Dr. Jurek starrt den Freund fasziniert an: »Wenn das alles stimmt, dann hast du die größte Entdeckung in der Krebsforschung gemacht ...!«

An diesem Tag beschließt August von Wassermann, eine Reihe von Tierversuchen zu starten. Die Ergebnisse dabei sind sensationell für die damalige Zeit.

- Mäuse mit Tumoren bekommen Selen-Injektionen. Nach einiger Zeit verflüssigen sich diese Tumore und verschwinden.

- Daraufhin werden einige andere krebskranke Tiere mit dem Selenit behandelt. Sie werden gesund.

- Im Jahr 1911 erscheint bereits die Arbeit von Dr. von Wassermann darüber.

Das veranlaßt einige seiner Kollegen, die ersten Therapieversuche an schwerkranken Krebspatienten durchzuführen. Da aber Dr. von Wassermann niemals die genaue Zusammensetzung seiner Selen-Präparate verraten hat, geschehen folgenschwere Fehler. Die Ärzte dosieren die Selen-Verbindung falsch. In Frankreich gibt es im Jahr 1911 einige Behandlungsversuche mit tödlichem Ausgang.

Als Dr. August von Wassermann davon erfährt, erklärt er erschüttert den Kollegen im Rudolf-Virchow-Krankenhaus in Berlin: »Das ist das Ende meiner Krebstherapie. Alle hätten sich eben immer bewußt sein müssen: Selen ist in höheren Dosen nicht ungefährlich.«

Im Jahr 1912 und 1913 läßt sich August von Wassermann allerdings noch Synthesen von selenhaltigen Farbstoffen patentieren. Er veröffentlicht aber bis zu seinem Tod im Jahr 1925 keine einzige Arbeit mehr über die therapeutische Wirkung von Selen-Verbindungen gegen Krebs. Damit geraten seine Arbeit und seine Entdeckungen in Vergessenheit. Erst 50 Jahre später werden seine Erkenntnisse von anderen Forschern bestätigt. Damals überwiegt das Wissen um die Giftigkeit von Selen. Und man kennt nicht den Unterschied von anorganischen und organischen Selen-Verbindungen.

Daher war die Entdeckung August von Wassermanns im Grunde genommen eine historische Sensation, wenn auch ohne Folgen in der Krebsbekämpfung der darauffolgenden Jahre ...

Denn noch lange sollten die Todesfälle in Frankreich durch die Behandlung von Krebspatienten mit einer zu hohen Dosis Selenit bei den Ärzten nachwirken. Als im Jahr 1915 die New Yorker Wissenschaftler Dr. C. Walker und Dr. F. Klein eine Arbeit über die günstige Wirkung des Selens bei der Krebsbehandlung veröffentlichten, wurde ihr keine Beachtung geschenkt. Dabei hatten Dr. Walker und Dr. Klein höchst interessante Beobachtungen gemacht: Durch das Einnehmen von Selenit-Tabletten bildeten sich bei Krebspatienten kleinere Tumore in verhältnismäßig kurzer Zeit zurück. Die Arbeit der beiden war ungewöhnlich zukunftsorientiert. Sie enthielt nämlich bereits Gedanken, wie wir sie heute in der Lehre von den aggressiven freien Radikalen kennen.

Längere Überlebenschancen bei Brustkrebs

Zwischen dem Ersten und Zweiten Weltkrieg wurde Selen erstmals regulär bei Krebspatienten richtig eingesetzt, und zwar zuerst in Großbritannien. Dr. E. Watson-Williams behandelte Krebspatienten intravenös und intramuskulär mit Selen:

Unter 18 Krebskranken, die nicht operiert werden konnten, verließen 6 die Klinik als geheilt. In 5 Fällen verbesserte sich der Allgemeinzustand mit einer deutlichen Verkleinerung der Tumore.

Bei einer anderen Versuchsreihe wurde mit Selen-Gaben unter 90 Patienten die Krebserkrankung bei 72 Menschen wesentlich verbessert. Die Tumore verkleinerten sich und wurden weich.

Im Jahr 1935 machte dann Dr. A. Todd eine Beobachtung, die viele aufhorchen ließ: Er verwendete Selen in der Therapie bei Frauen, die an Brustkrebs behandelt und operiert worden waren. Und er konnte bei allen Patientinnen die Überlebenschancen beachtlich erhöhen und verlängern. Nach dem Zweiten Weltkrieg rettete Dr. E. Evici vom Institut für Biologie in New York mit Selengaben aussichtslose, aufgegebene Krebsfälle. Dieser Erfolg wurde allerdings von den Kollegen in den USA mit Vorsicht zur Kenntnis genommen. Immer noch herrschte die Meinung vor, daß Selen giftig sei.

Erst im Jahr 1967 wurde in einem Rattenversuch klar und deutlich belegt: Selen in organischer Form, in einfachen Verbindungen, und in geringen Dosen wirkt im Körper nicht als Gift, sondern als natürliches Heilmittel.

Aber schon im Jahr 1945 wurde erstmals sehr deutlich von Ärzten auf die Bedeutung des Selens in der Vorbeugung gegen Krebs hingewiesen. Und zwar am ›Massachusetts-General-Hospital‹ und kurz darauf am ›New-York-Medical-College‹.

Bis zum Jahr 1984 aber war noch ein langer Weg. 1984 veranstaltete das ›Amerikanische Institut für Ernährung‹ in St. Louis, Missouri, ein wissenschaftliches Symposium zum Thema »Selen und Krebsentstehung«. Dabei referierten führende Selen-Forscher:

Dr. R. A. Leboeuf und Dr. W. G. Hoekstra von der Universität Wisconsin, Madison, kamen dahinter, daß nicht nur eine überhöhte Selen-Dosis einen vorhandenen Krebs verzögern und heilen kann. Auch eine in kleinen Dosen abgestimmte Selen-Nahrungsergänzung als Ersatz für den verbreiteten Mangel kann die Häufigkeit der Tumorbildung herabsetzen.

Dr. John A. Milner von der Universität Illinois berichtete von seinen Beobachtungen an Mäusen: Tumore, die mit Selen behandelt wurden, wuchsen langsamer und waren weniger bösartig.

Aus den Untersuchungen von Dr. Clement am ›Roswell Park Memorial Institut‹, Buffalo, New York, ging hervor: Selen im Futter von Ratten stellte eine optimale Vorbeugung gegen Krebsbildung dar. Tiere, die besonders fetthaltiges Futter fraßen, benötigen zu diesem Zweck mehr Selen-Gaben als andere.

Dr. Orville A. Levander vom ›Beltsville Human Nutrition Research Center‹, Maryland, wies nach, daß sich das meiste Selen in Reserven in den Skelettmuskeln – nämlich zu 40 Prozent – und in der Leber – zu 32 Prozent – speichert. Auch in den Haaren und Zehennägeln ist Selen in größeren Mengen zu finden. Wenn der Körper stark gegen Krebsbildung sein will, muß er in diesen Depots genügend von dem Spurenelement aufweisen.

Prof Dr. Larry C. Clark von der ›Cornell Universität‹, New York, betonte: Ein niedriger Selen-Spiegel verursacht zwar keinen Krebs. Doch es erhöht sich ganz deutlich die Anfälligkeit gegenüber Krebs.

So wirkt Selen gegen Krebs

All jene Wissenschaftler beschäftigten sich von Anfang an mit der Frage: Wie wirkt das Selen im Organismus zum Schutz gegen Krebs?

● Es baut die Immunkraft in den einzelnen Zellen gegen die Substanzen auf, die eindringen und Krebsbildung auslösen wollen. Das ist im Grunde genommen derselbe

Schutzvorgang, wie er auch gegen Herzinfarkt, Arteriosklerose, Umweltgifte, vorzeitiges Altern, gegen Leberstörungen und Allergien durchgeführt wird.

- Selen wirkt wie ein Katalysator bei der Entstehung von Stoffwechselgiften.
- Selen besitzt eine Reihe von bakteriellen Testsystemen mit antimutagenen Eigenschaften. Es kann daher Chromosomenschäden verhindern, die durch krebserzeugende Stoffe verursacht werden.
- Das Selen aktiviert ganz spezielle »Reparatur«-Enzyme.
- Selen steuert Zelleinteilungsvorgänge derart, daß Pannen und Irrtümer, die zu Krebs führen können, vermieden werden.
- Selen greift unmittelbar in krebserzeugende Verbindungen in der Zelle ein und beschleunigt ihre Entgiftung.

Das alles sind Ergebnisse von Versuchen und Tests in den letzten Jahren. Man ist somit ein großes Stück in der Erforschung des Selens weitergekommen, vor allem, was die Bedeutung für die Vorbeugung, Behandlung und Nachbehandlung betrifft:

- Nahezu alle Krebspatienten haben einen zu niedrigen Selen-Spiegel im Blut.
- In vielen Kliniken, in denen Krebskranke nachversorgt werden, gehört es bereits zum Alltag, daß man den Patienten bei neuer Metastasenbildung Selen verabreicht.

Selen ist kein Krebsheilstoff, aber ein sehr wertvolles Spurenelement, das einer Krebsbildung vorbeugt, das Mißbildungen von Zellen verhindert und den Zellen Kraft gegen karzinome Wucherungen gibt. Wenn ein Tumor durch Selen-Behandlung zurückgeht, so hat das Selen den Körper soweit in seiner Abwehrkraft gestärkt, daß er selbst mit dem Krebs fertiggeworden ist.

Gerade im Kampf gegen Krebs bewährt sich die Kombination Protecton – Selen mit Vitamin E – ganz besonders, da auch das Vitamin E Antikrebs-Tendenzen aufweist.

Auch im Organismus von Menschen, die reichlich mit Selen versorgt werden, entstehen täglich Tausende von Krebszellen. Aber dank Selen werden sie nicht aktiv. Das ist das Geheimnis des Abwehrsystems.

Selen läßt auch Krebspatienten die anstrengende, belastende Krebstherapie leichter ertragen.

Nach dem Jahre 1970 drangen mehr und mehr Berichte von Selen-Versuchen gegen Krebs an die Öffentlichkeit. Aus all diesen Arbeiten kann man sich ein Bild des gegenwärtigen Forschungsstandes auf diesem Gebiet machen:

- Bei Tieren und Menschen kann das Tumorwachstum durch Selen-Gaben verzögert und zum Teil rückgängig gemacht werden.
- Selen-Gaben können Leukämiezellen verhindern und verringern.
- Selen bewährt sich sehr bei der Behandlung und Vorbeugung von Prostatakrebs.
- Die besten Erfolge wurden bisher mit Selen bei Brustkrebs, Lungenkrebs, Magen- und Darmkrebs sowie Hautkrebsarten erzielt.
- Der menschliche Organismus braucht zum Schutz vor Krebs die lebenslängliche Zufuhr von Selen, die obendrein schon sehr früh einsetzen sollte.

Selen darf jetzt nicht als das einzig seligmachende Wundermittel angesehen werden. Alle einschlägigen Krebsärzte betonen, daß Selen allein nicht vor Krebs schützt und von Krebs heilt. Zusätzlich sind alle anderen Maßnahmen ebenfalls einzuhalten:

- Schutz vor radioaktivem Strahleneinfluß,
- nicht zuviele Röntgenuntersuchungen,
- kein Nikotin,
- wenig Alkohol,
- das Vermeiden von Umweltgiften jeglicher Art,

- eine, gesunde natürliche Ernährung.

Nur dann kann Selen sinnvoll seine Schutzfunktion ausüben. Selen nimmt man als Krebsvorsorge nicht »anstatt«, sondern »dazu«.

Selen-Werte verraten das Krebsrisiko

Der prominenteste Selen-Forscher der Welt, Prof. Dr. G. N. Schrauzer, von der Universität California, hat Krebserkrankungen in Zusammenhang mit Selen in 27 Ländern der Erde zusammengetragen und analysiert. Aus der Arbeit geht eindeutig hervor: An den Selenwerten, die in einem bestimmten Landstrich der Erde im Boden gemessen werden, kann man das Krebsrisiko der Bewohner feststellen.

Die Krebszahlen steigen genau in dem Maße in einem Land, in dem der Selen-Spiegel sinkt. In Gegenden, in denen besonders niedrige Selen-Werte zu finden sind, tauchen vermehrt Brust-, Lungen-, Leber-, Magen- und Darmkrebs auf.

Ein Beispiel: In den selenreichsten amerikanischen Gebieten wie South Dakota, Utah, Colorado und New Mexiko werden die wenigsten Krebserkrankungen verzeichnet. Und in der Stadt Rapid City in South Dakota, wo die Menschen aufgrund ihrer Ernährung den höchsten Selen-Wert der Welt im Blut haben, gibt es die niedrigste Krebssterblichkeit. Man kann ähnliches auch in einigen süd- und lateinamerikanischen Ländern beobachten. Die Bewohner von nahezu allen zentraleuropäischen Staaten dagegen – darüber sind sich alle Wissenschaftler einig – sind mit Selen ausgesprochen unterversorgt und daher entsprechend krebsgefährdet. Nach Aussage des ›National Research Council‹ in den USA sollten Bewohner der Bundesrepublik Deutschland und Österreichs täglich etwa 200 Mikrogramm Bio-Selen zu sich nehmen. Darum wird die Bio-Selen-Vitamin E-Kombination Protecton in der Bundesrepublik in den Apotheken in Kapseln angeboten, die dem Organismus jeweils 50 Mikrogramm Selen aus Selenhefe und 100 Milligramm natürliches Vitamin E aus Keimölen liefern.

Und so kann man über die Ernährung zusätzlich durch Anheben der Selen-Werte das eigene Krebsrisiko senken:

- Wir sollten regelmäßig Fisch essen.
- Wir sollten den Fettkonsum einschränken.
- Wir sollten den Zucker, wo immer es geht, vom Speiseplan streichen und dürfen dabei nicht die versteckten Zuckergehalte vergessen.
- Wir sollten reichlich Vollkornprodukte verzehren.
- Wir sollten weniger Fleisch essen.
- Wir sollten jenen Nahrungsmitteln Platz in unserem Speiseplan geben, die uns nachweislich mit Selen versorgen.

Wenn nun die Selen-Werte Aufschluß über ein mögliches Krebsrisiko geben können, dann ist es im Interesse jedes gesundheitsbewußten Menschen, daß er seinen ureigenen Selen-Wert im Organismus weiß. Das ist im Grunde genommen auch die wichtigste Voraussetzung für eine sinnvolle Krebsvorsorge. Denn bei den von Natur aus selenhaltigen Nahrungsmitteln hat niemand die Sicherheit, ob sie auch wirklich genügend Selen aus dem Boden, wo sie angebaut wurden, mitbekommen haben, ob nicht Düngemittel und umweltbelastete Umstände das verhindert haben.

Daher sollten vor allem jene, die in ihrer Familie mehrere Krebsfälle hatten, ihre Selen-Werte kennen. Denn dann können sie bei einem nachweislichen Selen-Defizit sofort etwas tun und sich zusätzlich mit Bio-Selen versorgen.

Es gibt zwei Möglichkeiten, seinen Selen-Wert messen zu lassen:

Man kann sich in einem Labor einer komplizierten Blutanalyse unterziehen.

Oder man läßt in einem Speziallabor, von denen es in der Bundesrepublik noch nicht viele gibt, eine Haaranalyse durchführen.

Jeder sollte mit seinem Arzt darüber sprechen. Viele Mediziner sind der Ansicht, daß beim Ablesen des Selen-Wertes aus den Haaren durch vorhandene chemische Rückstände und andere Umwelteinflüsse Ungenauigkeiten möglich sind.

Doch nicht nur Menschen, die in der Familie Krebsveranlagung festgestellt haben, sollten ständig ihren Selen-Wert prüfen lassen. Auch Arbeiter, die in der chemischen und metallverarbeitenden Industrie beschäftigt sind, Menschen, die sich viel dem Großstadtverkehr aussetzen müssen, und Patienten, die über Jahre starke Medikamente einnehmen, sollten dies beachten. Aber auch jene, die des öfteren Diäten durchführen, gehören in die Gruppe. Sie alle sind schwer gefährdet, in einen Selen-Mangel zu schlittern. Und dadurch wird das Immunsystem gerade gegenüber Krebs geschwächt.

Prof. Dr. Schrauzer erklärte es bereits 1979 aufgrund seiner Untersuchungen ganz eindeutig auf einer Arbeitstagung über Krebs am Krebsforschungsinstitut in Maryland in den USA: »Ein wesentlicher Faktor bei der Krebsvorbeugung ist die Aufnahme angemessener Mengen an Selen. Wenn beispielsweise bei einer Patientin mit Brustkrebs der Blutselen-Spiegel sehr niedrig ist, neigt der Körper – anders als bei einem normalen Selen-Spiegel – in erhöhtem Maße zur Bildung von Metastasen oder Tumoren. Dadurch verschlechtern sich die Überlebenschancen beachtlich. Wenn jede Frau heute mit der Selen-Aufnahme oder mit einer selenhaltigen Ernährung beginnen würde, könnte die Anzahl der Todesfälle aufgrund von Brustkrebs binnen weniger Jahre drastisch zurückgehen.«

Tests an der Krebsklinik von Maryland haben gezeigt: Die regelmäßige Zufuhr von Selen mit Vitamin E kann Brustkrebserkrankungen um 80 Prozent reduzieren.

Außerdem konnten durch Verabreichung von Selen die Brustkrebszellen um 50 Prozent reduziert und die gesunden Zellen rundum gestärkt werden.

Das Auftreten von Leukämie konnte bei ausreichender Selen-Zufuhr um 55 Prozent verringert werden. Bei Magen- und Leberkrebs waren es 20 Prozent.

Bei falscher Ernährung erhöht sich die Krebsgefahr

Man schätzt, daß 35 Prozent der Krebsanfälligkeit auf die Ernährung zurückzuführen ist. Wer sich naturnah mit Lebensmitteln versorgt und darauf achtet, daß genügend Selen in den einzelnen Produkten zu finden ist, der tut etwas ganz Wesentliches gegen die Krebsgefahr.

Wer reichlich Vollkorngetreide ißt, der stärkt seine Zellen nachweislich mehr gegen Krebs.

Dasselbe geschieht, wenn man reichlich Fisch konsumiert. Das haben vor allem Langzeitstudien in Japan ergeben. Unter Frauen, die reichlich Fisch essen, ist die Brustkrebsrate viel niedriger.

Wer fettes Fleisch und Wurst meidet, der bewahrt seinen Selen-Vorrat vor zu schnellem Verbrauch.

Damit wird vielfach auch klar, warum in den USA in weiten Gebieten die Krebssterblichkeit weitaus höher liegt als beispielsweise in Japan oder Jugoslawien. In den beiden letztgenannten Staaten wird sehr viel mehr Fisch und Getreide und viel weniger Fett als in den Vereinigten Staaten von Amerika verzehrt. Als sich in Japan vor etwa 20 Jahren etliche Familien in ihrer Ernährung dem westlichen Standard anschlossen, stiegen sofort die Krebszahlen an. Heute sterben in Japan, Thailand, auf den Philippinen und in anderen Regionen des Fernen Ostens unter 100 000 Einwohnern etwa 7 Personen an Krebs. In den USA, wo viel weniger Selen in der Nahrung nachzuweisen ist, sterben unter 100 000 Menschen bis zu 23 an Krebs. Die Zahlen beziehen sich überwiegend auf Brustkrebs.

Die Möglichkeit, allein mit der Nahrung genügend Selen aufzunehmen, um die Krebsgefahr zu mindern, ist in Mitteleuropa nach Aussage internationaler Wissenschaftler nicht möglich. In der Bundesrepublik Deutschland und in Österreich nimmt ein Erwachsener bei normaler Alltagskost zwischen 70 und 150 Mikrogramm Selen auf. Prof. Dr. Schrauzer aber betont, daß die täglich neu aufgenommene Menge zwischen 250 und 300 Mikrogramm liegen sollte. Das war auch der Grund, warum das Bio-Selen Protecton mit Vitamin E spontan in der Bundesrepublik für Apotheken freigegeben wurde, damit jeder die Möglichkeit hat – etwa in mehrmaligen sechswöchigen Kuren pro Jahr –, Selen in optimal verträglicher Form aufzunehmen.

Gerade diese Kombination von Selen und Vitamin E gibt der Zelle Kraft gegen Krebsgefahr, die von verschiedenen Seiten droht:

- von giftigen Schwermetallen im Umweltschmutz,
- von chemischen Substanzen, die über den Atem in unsere Organe dringen,
- vom Nikotin aus Zigaretten, egal ob man aktiver Raucher oder passiver Mitraucher ist,
- vom Blei aus den Autoabgasen,
- ebenso von schädlichen Bleispuren vom vielen Nahrungsmittelkonsum aus Konservendosen und aus Bleispuren im Leitungswasser, das aus alten Bleirohren kommt,
- von radioaktiver Bestrahlung, ohne die wir einfach nicht mehr leben,
- von schädlichen Nahrungsmittelzusätzen,
- von übertriebener Sonnenbestrahlung.

Krebskliniken arbeiten bereits mit Selen

Die Forschungsarbeiten über Selen werden noch lange nicht abgeschlossen sein, gerade, was die Krebsbekämpfung betrifft. Doch die seit Jahrzehnten beeindruckenden Beobachtungen und Versuche haben die Krebsmedizin in aller Welt aufhorchen lassen. Nicht nur in den Vereinigten Staaten von Amerika und in Japan arbeiten große Krebskliniken bereits mit Selen in der Therapie und in der Nachbehandlung in vielen Krebsfällen. Auch in der Bundesrepublik setzen erfolgreiche Behandlungen mit Selen im allgemeinen und mit Bio-Selen Protecton im besonderen ein. Marion Bücker-Bode von der deutschen Gesellschaft zur Erforschung des Selens, Leiterin des Zentrums für Naturheilverfahren in Breisach, setzt Bio-Selen Protecton erfolgreich in der Nachbehandlung bei Brustkrebs ein. Der Schutz vor weiteren Metastasen ist unbestritten. Aber nach dem Vorbild von Dr. Hans Lagergren von der Universität Göteborg, hat sie Selen auch erfolgreich bei Muskelschwund eingesetzt.

Im Berliner Großforschungszentrum, dem international anerkannten Hahn-Meitner-Institut, laufen unter der Leitung von Prof. Dr. Peter Brätter intensive Selen-Forschungen. Man konnte hier bereits nachweisen: Bei einer täglichen Aufnahme von 300 Mikrogramm Bio-Selen sinkt die Brustkrebsrate bei Frauen auf Null.

Unter der Leitung von Dr. Scheef, dem Leiter der Robert-Janker-Klinik für Tumorerkrankungen in Bonn, werden Krebspatienten aus dem In- und Ausland mit regelmäßigen Gaben von Bio-Selen erfolgreich behandelt. Nachweislich baut der Körper nach einiger Zeit wieder beachtliche Abwehrkräfte im Knochenmark und im Lymphsystem gegen Krebsneubildungen und Metastasen auf.

Und der deutsche Selen-Forscher Dr. Kiem von der Universitäts-Kernforschungsanlage Jülich rät aufgrund seiner

Erkenntnisse jeder Frau Selen-Aufnahme zum vorbeugenden Schutz vor Brustkrebs.

Bereits im Jahr 1986 machte Prof Dr. Friedrich Douwes, Leiter der Sonnenberg-Klinik in Bad Soden/Allendorf, von sich reden, weil er in seiner großen Krebs-Nachsorgeklinik unter anderem Patienten mit Selen behandelte. Seine Meinung liegt klar auf der Hand: »Es gibt heute Krankheiten, die weitaus schlimmer und aussichtsloser als Krebs sind. Man kann diese Krankheit in den Griff bekommen!«

Und da spielt Bio-Selen eine wesentliche Rolle.

Prof. Dr. Friedrich Douwes, früher Wissenschaftler an der Universität Göttingen, war einer der ersten, der das Spurenelement Selen in sein Krebs-Nachsorgeprogramm aufgenommen hat. Parallel zu den Selen-Gaben werden die Patienten in einem supermodernen Speziallabor auf ihre Blutwerte hin kontrolliert.

Prof. Dr. Douwes befaßte sich schon Jahre vorher mit der Bedeutung von Selen in der Krebsbehandlung. Damals führte die Universitätsklinik von New York City einen beeindruckenden Langzeitversuch durch:

Von einer Personengruppe, die regelmäßig einen Zusatz von Selen ins Trinkwasser bekam, erkrankten nur 10 Prozent an Krebs.

In der Sonnenberg-Klinik machte man mit Selen vor allem im Kampf gegen Brustkrebs beste Erfahrungen. Warum Selen gerade bei Brustkrebs so ideal eingesetzt werden kann, weiß man heute noch nicht genau. Dazu meint der deutsche Physiker und Dozent Dr. Fritz Popp von der Universität Kaiserslautern: »Es konnte experimentell nachgewiesen werden, daß in sämtlichen Körperzellen Lichtschwingungen vorhanden sind. Diese elektromagnetischen Wellen haben entscheidenden Einfluß auf den Stoffwechsel. Durch diese Lichtschwingungen wird das Selen in den Körperzellen besonders aktiviert. Es kurbelt das körpereigene Abwehrsystem an, schützt die Leber und bewirkt die elektrische Schwächung der Krebszellen. Ihre weitere Teilung oder Wucherung wird dadurch verhindert.«

Eines aber betont Prof. Dr. Douwes: »Man darf jetzt aber Selen nicht als Wundermittel und schon gar nicht als Krebspräparat sehen. Selen stärkt eben den Selbstschutz des Körpers vor Krebs oder vor weiterer Krebsentwicklung ...«

Bio-Selen, Zauberwort gegen viele Leiden

Die Stutenmilch und ihre heilkräftige Wirkung

März 1986. Ein kühler Frühlingsabend. Im Studio Z 4
beim Österreichischen Fernsehen im ORF-Zentrum ist die
übliche Hektik ausgebrochen. Es ist kurz vor 18.30 Uhr,
Zeit für meine Lebenshilfesendung »Wir«. Diesmal liegt
der Themenschwerpunkt auf der Naturheilkunde. Als Stu-
diogäste geladen sind der Arzt Dr. Karl Gartner, Leiter
eines klinischen Sanatoriums und Chef einer bekannten
Praxis in Wien, der Stutenfarmer und Stutenmilch-Produ-
zent Franz Derler vom Töchterle-Hof in der österreichischen Oststeiermark, außerdem Beate Ringhofer, eine
Patientin.
Punkt 18.30 Uhr läuft meine Sendung an. Ich begrüße die
Zuschauer und führe sie sofort in das Thema des Abends
ein: Wie gesund ist Stutenmilch? Wir berichten den Zuschauern von den wertvollen Inhaltsstoffen der Milch,
Vitamin A, B_1, B_2, B_5, B_{12}, C und E, von den Mineralstoffen Magnesium und Calcium, von den übrigen 40 Vital-
stoffen und den Spurenelementen Eisen, Kupfer und
Selen.
Der Arzt bestätigt die Erfolge von regelmäßigen Stuten-
milchgaben bei Magen-, Darm- und Leberbeschwerden.
Stutenfarmer Franz Derler legt Dankbriefe von gesunde-
ten Patienten vor, die verschiedene Ärzte zur Kur zu ihm
geschickt haben. Und dann erklärt die Patientin im Studio
offen und ehrlich: »Ich habe an Leberzirrhose gelitten. Ich
habe Kuren nur mit natürlichen Kräften unter ärztlicher
Kontrolle durchgeführt. Und da habe ich unter anderem
der Stutenmilch meine Heilung zu verdanken …!«

Die Sendung ist noch nicht zu Ende, da laufen die Telefone in meiner Redaktion heiß. Die Zuschauer wollen mehr über den Zusammenhang zwischen Leberleiden und Stutenmilch erfahren.

Auch ich bin von der Krankengeschichte dieser Patientin im Studio begeistert.

Ich nehme mir Frau Ringhofer beiseite und erkundige mich: »Was waren denn das sonst noch für Naturtherapien, mit denen Ihre Leberzirrhose auskuriert wurde?«

Beate Ringhofer erzählt mir beeindruckt: »Ich war fasziniert, was ich dabei von meinem Arzt erfahren habe. Er sagt, ein ganz wesentlicher Bestandteil in dieser Stutenmilch ist das Selen. Es gibt den angegriffenen Leberzellen wieder Kraft, sich zu regenerieren. Und darum habe ich zusätzlich auch noch Selen-Präparate, das Bio-Selen Protecton, bekommen. Das waren Kapseln aus Selen-Hefe mit Weizenkeimölen.«

Damit ist für mich wieder das Stichwort gefallen. Selen.

Ich habe nach meinen Recherchen und Gesprächen mit Wissenschaftlern und Ärzten geglaubt, dieses Spurenelement Selen ist ein Schutzschild gegen Herzinfarkt, Krebs, Grauen Star, Arteriosklerose und Umweltbelastungen. Nun aber ist vollkommen klar geworden: Selen: das ist mehr und mehr wie ein Zauberwort gegen viele Leiden.

Ein paar Tage nach dieser Sendung nehme ich meine Arbeit zu dem Thema, die ich bereits als abgeschlossen betrachtet habe, wieder auf, suche das Gespräch mit Medizinern und Selen-Forschern, um auch die letzten und aktuellsten Details über dieses außerordentliche Spurenelement herauszubekommen.

Ich muß dabei immer wieder an die Tatsache denken, daß das Selen einst bloß als gefährliches Gift dargestellt wurde. Damals hätte sich keiner der betreffenden Wissenschaftler gedacht, welche Entwicklung die Forschung nehmen und welche Rolle das Selen noch einmal in der Medizin spielen würde. Allerdings betonen alle, die damit zu tun haben und fasziniert von der Wirkung sind, daß es kein Allheil- oder Wundermittel gegen alles ist. Man muß es so definieren:

- Selen erfüllt im Organismus nachweislich ganz spezifische Funktionen.
- Diese Funktionen wirken sich auf eine ziemlich breite Palette von Erkrankungen und gesundheitsgefährdenden Vorgängen aus.
- Einige davon werden vielleicht sogar erst erforscht werden.

Allein, was man jetzt schon zusätzlich in Erfahrung gebracht hat, läßt Mediziner wie Patienten staunen.

Selen bietet der Lunge mehr Schutz

In den letzten Jahren hat sich in den zivilisierten Zentren der Erde eine Bindegewebserkrankung bei Kindern und jungen Müttern vermehrt, die sowohl die Lunge als auch das Verdauungssystem befällt. Man spricht von der Fibrosis Cystica. Es scheint sich um eine Erbkrankheit zu handeln. Allerdings ist dies noch nicht bewiesen. Der amerikanische Arzt Dr. Joel Wallach hat Untersuchungen durchgeführt, die den Nachweis erbringen: Das geheimnisvolle Leiden ist mit Selen zu bessern und auch auszuheilen.
Er führte eingehende medizinische Analysen bei Kindern durch, die an Fibrosis Cystica litten.
Der Blutselen-Spiegel der Patienten war sehr niedrig.
Bei etlichen Müttern von Kindern mit der Bindegewebsstörung erwies es sich immer wieder: Sie hatten schwere und komplizierte Geburten. Bei der Hälfte der Mütter kam es in der Schwangerschaft zu Haarausfall und zu Störungen der Haarstruktur. Die Ursache: Mangel an Selen und Zink.

Ganz deutlich zeigte sich vor allem in den USA: besonders dort, wo der Selengehalt im Boden sehr gering ist, taucht die Fibrosis Cystica auffallend häufig auf.

Die Behandlungsmethode, mit der Dr. Joel Wallach dem Leiden erstmals erfolgreich gegenübertreten konnte, besteht aus einer Kostumstellung auf selenreiche Nahrung wie Vollweizen, Naturreis, Kartoffeln und andere natürliche Produkte sowie aus einer regelmäßigen Verabreichung von Selen mit Vitamin E. Dr. Wallach ist der festen Meinung, daß es sich bei der Krankheit, die erst in den letzten Jahrzehnten entstanden ist, um die Folge von Umweltschäden handelt, wobei die Selen-Verarmung der Böden dazugehört.

Auch Dr. Roy Goddard, der Vorsitzende der Vereinigung zur Bekämpfung von Lungenkrankheiten bei Kindern in den USA, der sich eingehend mit Fibrosis Cystica befaßt hat, konnte ebenfalls bestätigen: Mit mineralhaltiger Spezialernährung, einer Reduzierung der ungesättigten Fette und Gaben von Selen, Kupfer und Zink kann man das Leiden in den Griff bekommen.

Selen als Schutzfaktor gegen Umweltgifte

Je mehr sich die Medizin mit dem Problem der Umweltbelastung und ihrer Folgen für die Gesundheit des Menschen befaßt, desto mehr taucht auch der Name Selen in den wissenschaftlichen Arbeiten auf. Ausgangsbasis für die ersten Untersuchungen vor einigen Jahren waren Messungen im zunehmenden Straßenverkehr von New York. Der Organismus wird mit giftigen Schwermetallen wie Blei, Cadmium und Quecksilber belastet. Es kommt in Schüben zu Metallvergiftungen in den Zellen. Und diese chronischen Vergiftungen führen zu einer Reihe von Erkrankungen. Die ersten Anzeichen: Übelkeit, Verstopfung, starke Magenbeschwerden und Ermüdungserscheinungen. Am gefährlichsten erscheint den Medizinern in dieser Beziehung das Cadmium. Es ist sowohl in den Auspuffgasen der Dieselmotoren als auch in dem Qualm von Tabak enthalten. Selen wirkt gegen diese Schwermetalle als Schutzfaktor:

- Es kann den Organismus von den eingeatmeten Giften regelrecht befreien.
- Das Selen zeigt eine hohe Anpassungsfähigkeit zu diesen Metallen, verbindet sich blitzschnell mit ihnen und macht daraus ungefährliche Verbindungen, die als unschadliches Material den Korper wieder verlassen. Man könnte sagen: Selen stürzt sich auf die Schwermetallteilchen und saugt sie förmlich auf.
- Dazu ist allerdings wichtig, daß immer genügend Selen vorhanden ist. Bei Selen-Mangel können die Metalle nicht entgiftet werden und wirken schädlich auf den Organismus ein.

Wie wichtig die Aufgabe des Selens in bezug auf die wachsende Umweltvergiftung ist, beweisen medizinische Arbeiten aus Großbritannien. Man weiß, daß Cadmium im Körper zu Bluthochdruck führt. Das konnte an Rauchern deutlich beobachtet werden. Quecksilber und Arsen gelangen meist durch Gewürze oder durch Meeresprodukte in den Menschen. Selen blockt die Wirkung ab. Im Institut für Spuren-Mineralien in New York wies man im Jahr 1982 nach: Selen ist das absolut wichtigste Spurenelement im Kampf gegen giftige Schwermetalle.

Selen garantiert für Fruchtbarkeit

Man beobachtete es zuerst an Tieren: In Gegenden, in denen es genügend Selen im Boden gibt, ist das Problem der Unfruchtbarkeit bei Tieren kaum vorhanden. Umgekehrt haben Veterinäre durch Selen-Gaben Unfruchtbarkeit beheben können. Dabei wurden interessante Laborbeobachtungen gemacht:

- Die Spermatozoen von Tieren mit Selen-Mangel sind unbeweglich.
- In gesunden, beweglichen Spermien befindet sich ein selenhaltiges Protein. Dieses ist aller Wahrscheinlichkeit nach für die Fruchtbarkeit der Säugetiere verantwortlich und auch unentbehrlich.

Das Institut für Gesundheitsstatistik für die Vereinigten Staaten von Amerika hat den Nachweis erbracht: In selenreichen Gebieten der USA gibt es eine hohe Geburtenrate, in selenarmen Gegenden eine sehr niedrige mit zahlreichen Fällen von Unfruchtbarkeit bei Frauen und Impotenz bei Männern.

Auch an der Universität Pittsburgh bestätigt man diese Erkenntnisse: Zwischen Geburtenrate und Selen-Vorkommen oder Selen-Aufnahme besteht ein unmittelbarer Zusammenhang.

Das Spurenelement Selen spielt also auch im Fortpflanzungssystem von Menschen und Tieren eine wesentliche Rolle. Tiere mit Selen-Mangel können sich nicht vermehren. Menschen mit Selen-Mangel werden unfruchtbar und zeugungsunfähig.

Dazu gibt es interessante Einzelheiten aus der Sexualforschung:

- In den Hoden des männlichen Körpers befindet sich ein beachtliches Selen-Depot, aber auch in den Samendrüsen nahe den Prostatadrüsen.
- Die Spermien sind mit Selen angereichert wie sonst keine Zelle im gesamten Organismus.

Bei jedem Geschlechtsverkehr verliert der Mann erhebliche Mengen an Selen. Wenn er daher das Selen nicht ständig nachliefert, so sind sein Sexualleben und seine Fortpflanzungsfähigkeit in Gefahr.

Auch da wieder hat sich die Kombination Bio-Selen mit

Vitamin E sehr bewährt. Viele heimliche Ratschläge, mit natürlicher Ernährung gegen Impotenz vorzugehen, basieren auf der Erkenntnis, daß der Körper mit Selen und Vitamin E aufgebaut werden muß.

Selen, Geheimtip gegen Zöliakie

Zöliakie ist eine Krankheit, die ebenfalls in den letzten Jahren bei Erwachsenen und Kindern im Ansteigen begriffen ist, vermutlich auch durch Umweltbelastungen. Es handelt sich dabei um eine Getreide- und Mehlunverträglichkeit. Die Betroffenen können weder Brot noch Mehlprodukte zu sich nehmen. Es stellen sich schwerste Verdauungsstörungen und verschiedene Allergiereaktionen ein.

- Erst im Jahr 1982 haben Untersuchungen bei Zöliakiepatienten ergeben: Im Blut ist nur ganz wenig Selen enthalten.
- Zusätzlich aber ist im Organismus auch die Aufnahme von neuem Selen stark behindert. Das Warum hat man bisher nicht herausgefunden.

Dadurch gerät der Zöliakiekranke in einen Teufelskreis. Er hat zu wenig Selen, und da er das gebotene Selen aus der Nahrung nicht in entsprechender Menge aufnehmen kann, verschlechtert sich sein Zustand noch mehr.

Sicher hängt damit auch die Tatsache zusammen, daß gerade unter den Zöliakiekranken die Krebsanfälligkeit so erschreckend hoch ist.

- Auch hier konnte man mit ärztlich kontrollierten hohen Selen-Gaben Erfolge erzielen.

Selen-Mangel kann zu Frühgeburten führen

Untersuchungen an jungen Müttern, die Frühgeburten hatten, führten ebenfalls zum Selen. Hat die junge Frau zur Zeit der Zeugung und in der Schwangerschaft zu wenig Selen in ihren Zellen, dann kommt es zu Störungen beim Schwangerschaftsverlauf. Das hat dann für das Kind verhängnisvolle Folgen:

- Frühgeburten sind häufig recht krankheitsanfällig.
- Sie müssen sehr oft längere Zeit in einem Sauerstoffzelt verbringen.
- Die verwendeten parenteralen Nährlösungen sind meistens gänzlich selenfrei.
- All diese Umstände tragen zu einer verstärkten Bildung der schädlichen Lipidperoxiden bei, vor allem im noch jungen und gefährdeten Lungengewebe.

Die später eingesetzten Säuglingsnahrungen auf dem Markt weisen ebenfalls einen sehr niedrigen Selen-Gehalt auf. Ernährungswissenschaftler fordern daher ein Überdenken der Bestimmungen für Kindernahrung. Sie sind der Ansicht, daß auch die Zufuhr von Selen bereits in diesem Alter überwacht werden müßte, ganz besonders im Fall von Frühgeburten.

Selen kann bei Hungersymptomen helfen

Eine besonders wichtige Entdeckung machten Ärzte in den Entwicklungsländern entlang des Äquators. Hier kommt es vielfach zu Hungerepidemien. Säuglinge und Kleinkinder in den Ländern der Dritten Welt leiden ja meistens an Protein-Unterernährung. Die Medizin nennt die Krankheit Kwashiorkor. Im Körper des betreffenden Kindes, das unterernährt und einseitig ernährt wird, entwickeln sich Gewebsanschwellungen – auch Ödeme genannt. Die Kinder haben aufgedunsene Bäuche und magern an den Gliedmaßen erschreckend ab. Wir alle kennen die Bilder aus der Entwicklungshilfe. Ursache für das Leiden ist ein jahrelanger Mangel an Proteinen.

Im Jahr 1980 konnten amerikanische Forscher in Bangladesh erstmals beweisen, daß die Zufuhr von Selen hier Wunder wirken kann.

- Nach den ersten Selen-Gaben verschwinden binnen weniger Tage die Ödeme.
- Es setzt wieder ein normales Wachstum des Körpers ein. Die Gliedmaßen festigen sich innerhalb von Wochen.

Viele Entwicklungshilfe-Ärzte bezeichnen daher aus ihrer Erfahrung heraus Kwashiorkor als Selen-Mangelerkrankung.

Selen schützt vor Folgeerscheinungen beim Fasten

Wir leben in einer Zeit, in der es modern geworden ist, Diäten durchzuführen, zu hungern und zu fasten, um schlank zu werden. Immer wieder warnen Ernährungswissenschaftler und Ärzte davor, solche Diäten ohne medizinische Kontrolle im Alleingang durchzuführen. Immer wieder wird auch gewarnt, sich nicht schlank zu hungern. Das totale Fasten ist sehr gefährlich, es schwächt die Immunkraft und kann schwere Erkrankungen nach sich ziehen:

- Bei so einem Fasten sinkt innerhalb von zwei Tagen die Konzentration des Schutz-Enzyms und Selen-Partners Glutathionperoxidase in den Leberzellen auf 30 bis 40 Prozent des Normalgehaltes.
- Das ist eine verhängnisvolle Folgeerscheinung, weil die Substanzen Cystein und Methionin fehlen, die für die Aktivität des Enzyms gebraucht werden.

- Dadurch erhöht sich die Empfindlichkeit der Leber gegenüber Umweltgiften und Medikamenten enorm.

Es ist daher bei Diäten und beim Fasten unerhört wichtig, daß pro Tag mindestens eine Zufuhr von 25 bis 50 Gramm Protein garantiert wird. Denn damit werden das lebensnotwendige Cystein und Methionin geliefert. Das Schutz-Enzym Glutathionperoxidase kann ausreichend erzeugt werden.

Und wenn dann das nötige Selen vorhanden ist, kann der Organismus vollkommen seine Schutzfunktionen aufrechterhalten. Wer also über lange Zeit fastet, der kann damit rechnen, daß er seinen Körper automatisch gegen äußere Angriffe schwächt und seine Leber gefährdet.

Doch man muß gerade bei Diäten die Gefahr des Selen-Mangels auch noch von einer anderen Seite sehen.

- Wer unnötig Speisen mit viel schwefelhaltigen Aminosäuren zu sich nimmt, der jagt sozusagen das vorhandene Selen aus seinem Körper. Er fördert eine Selen-Ausscheidung.

- Gleichzeitig aber wird die Neuaufnahme von Selen gebremst und gehemmt.

- Eine Nahrung mit reichlich schwefelhaltigen Aminosäuren ist die fleischreiche Ernährung in den Industriestaaten, vor allem dann, wenn es sich um selenarmes Fleisch handelt.

- Bei Fisch, der grundsätzlich selenreicher ist, kann das nicht passieren.

- Vegetarier oder jene, die vegetarische Diäten durchführen, haben das Problem des mangelnden Selens meist nicht, weil das geringe Selen im Gemüse und Obst im Darm dreimal besser genützt und verarbeitet wird. Das Selen aus pflanzlichen Produkten wird vom Organismus einfach intensiver aufgenommen als aus tierischen. Außerdem fördert auch das natürliche Vitamin C in Obst und Gemüse die optimalere Verwertung des Selens.

Gerade der Übergewichtige muß daher bei Fastenkuren oder Schlankheitsdiäten auf die regelmäßige Zufuhr von Selen achten.

Selen, ein Bollwerk gegen Diabetes

Jüngste Untersuchungen lassen sehr stark vermuten, daß manche Diabeteserkrankungen ebenfalls auf einen Selenmangel zurückzuführen sind:

- Zu wenig Selen und zu wenig Vitamin E im Stoffwechsel schränken die Fähigkeit des Organismus ein, Insulinsekret zu bilden.
- Auch die chronische Bauchspeicheldrüsenentzündung ist unter anderem auf einen Mangel an Selen zurückzuführen. Sehr schnell kann sich in diesem Zusammenhang der Selen-Mangel auf die sogenannten Langerhansschen Inseln der Bauchspeicheldrüse auswirken, welche die Hormone Insulin und Glucagon produzieren. Das ist oft der erste Schritt zu einer Diabetes.

Selen, Hoffnung für die Parkinson-Krankheit

Bei der Parkinson-Krankheit ist die Kontrolle des Menschen über seine Bewegungsvorgänge gestört. Die Ursache liegt in einer auftretenden Funktionsstörung in bestimmten Stammgehirnganglien. Das typische Merkmal der Erkrankung ist das rhythmische Zittern von Händen und Armen sowie Muskelzuckungen im Gesicht. Es kommt zu dem Leiden, weil gewisse Zellen, die den Überträgerstoff Dopamin erzeugen, abgestorben sind oder weil Nervenzellen zu wenig von diesem Dopamin erzeugen. Früher glaubte man, daß die Parkinson-Krankheit ausschließlich auf Vererbung zurückzuführen sei. Nachdem sich aber in den letzten Jahren das Leiden so sehr in der Bevölkerung in Europa und in den Vereinigten Staaten von Amerika verstärkt hat, haben intensive Untersuchungen eingesetzt. Und sie haben eine ganz neue Wende im Wissen um die Parkinson-Krankheit gebracht:

- Die Krankheit entsteht durch eine lokalisierte, ganz spezifische Schädigung von Fettgewebe im Gehirn.
- Diese Schädigung geht wahrscheinlich auf das Umweltgift und Herbizid Paraquat zurück. Es ist als Spritzmittel und in anderen chemischen Verbindungen weltweit verbreitet. Durch Eingang und Anreicherung in der menschlichen Nahrungskette nimmt jeder dieses Gift in kleinsten Mengen in sich auf.

Ehe dieses Gift entwickelt und produziert wurde, gab es die Parkinson-Krankheit nur ganz selten. Heute häuft sie sich in zunehmendem Maße. Chemische Gifte zerstören somit Teile des Gehirns.

- Nur ein einziges Spurenelement zeigte sich in Versuchen fähig, wirksam gegen dieses Gift einzuschreiten: Selen.

Daher hat man auch in den USA Parkinson-Patienten im Frühstadium mit Selen-Gaben retten können.

Unsere Leber braucht Selen

Was ich in meiner Fernsehsendung aus dem Mund einer ehemals leberkranken Patientin erfuhr, bekam ich mehrfach durch Fachleute im In- und Ausland bestätigt: Selen gibt der Leber, unserem einmaligen Chemielabor im Körper, Schutz und Aktivität. Die wichtigen Entgiftungsvorgänge brauchen Selen als Helfer. Klinische Beweise unterstützen diese Erkenntnisse:

- Bei Alkoholikern konnte eine starke Erhöhung der endogenen Peroxid-Produktion und zugleich ein deutlicher Selen-Mangel im Blut nachgewiesen werden.

Das ist kein Wunder: Alkoholische Getränke sind von Natur aus sehr selenarm, weil die Hefe beim alkoholischen Gärprozeß das vorhandene Selen fast restlos in sich aufnimmt.

Es kann daher das vermehrte schädliche Peroxid aus dem Alkoholgenuß nicht abgebaut werden. Das Gift greift die Zellen rund um sich an und zerstört das Gewebe in der Leber.

So entsteht die Leberzirrhose bei Alkoholikern.

Raucht der Alkoholiker noch zusätzlich, fällt der Selen-Spiegel im Blut noch mehr ab, weil das Spurenelement zum Binden des Cadmiums verbraucht wird.

- Doch auch bei Menschen, die sehr viele Medikamente nehmen oder die stark von Umweltgiften bedroht sind, kommt es zu diesen Störungen und Bedrohungen in den Leberzellen.

- Da hat sich nun an verschiedenen amerikanischen Kliniken gezeigt, daß mit Selen-Gaben die Leber wieder gestärkt und aufgebaut werden konnte.

- Daraus ergibt sich folgende logische Folgerung: Man kann und sollte in unserer Zeit, in der die Leber so sehr attackiert wird, mit selenhaltiger Ernährung das körpereigene Entgiften unterstützen und die Leber selbst stärken und schützen.

Selen, eine Waffe gegen AIDS

Die Tatsache, daß unser Körper durch entsprechende Selen-Vorräte und Selen-Zufuhren einfach mehr Kraft im Kampf gegen Virusinfektionen hat, war ausschlaggebend, daß auch die internationale AIDS-Forschung auf dieses Spurenelement aufmerksam wurde. Denn gerade in bezug auf AIDS spielt das Funktionieren des Immunsystems eine entscheidende Rolle.

Im Herbst 1986 wurde in New York bei einer Untersuchung von 12 AIDS-Kranken festgestellt:

- Im Blut jener Patienten, bei denen die Helfer-Zellen von den Viren bereits zerstört waren, war der Selen-Gehalt auf nur mehr 25 bis 40 Prozent des Normalwertes abgesunken.
- Noch gesunde Virus-Träger wiesen dagegen einen Selen-Spiegel in normaler Höhe auf.

Dieser Unterschied war derart beeindruckend, daß die Ärzte daraus die Erkenntnis zogen: Selen ist in der Vorbeugung und in der Bekämpfung von AIDS ein wesentlicher Faktor im Organismus. Selbst wenn es eines Tages eine wirkungsvolle Impfung gegen AIDS geben sollte, so wird die Versorgung des Körpers mit Selen zusätzlich von großer Bedeutung sein.

Viele Mediziner sind sogar der Ansicht: Wenn die Bevölkerung sich vorzeitig und regelmäßig mit Selen versorgt, dann kann ein schnelles Ausbreiten der AIDS-Seuche vielleicht gebremst werden, weil es dann einfach mehr Menschen mit einem starken Immunsystem gibt.

Der Selen-Forscher Prof. Dr. Schrauzer betonte bereits im Jahr 1983: Selen-Gaben könnten eine Grundlage für eine sinnvolle Vorbeugung gegen AIDS sein. Denn man weiß heute sehr wohl, daß nicht allein sexuelle Handlungen und Praktiken die Krankheit übertragen, sondern daß viele Menschen AIDS durch Bluttransfusionen in früheren Jahren bekommen haben.

Für die Möglichkeit, daß Selen eine Waffe gegen AIDS sein könnte, spricht folgende Tatsache: AIDS-Kranke zeigen übereinstimmend einen Mangel an weißen Blutkörperchen und verfügen daher über kein ausreichend wirkungsvolles Immunabwehrsystem. Außerdem besteht ein Mangel an den lebensnotwendigen T-Helfer-Zellen, deren Aufgabe es ist, Krankheitserreger zu zerstören. Sie bedienen sich dazu sogenannter OH-Radikaler, freier Radikaler, die aus H_2O_2 im Körper selbst erzeugt werden. Allerdings: Diese Radikale greifen nicht allein fremde Eindringlinge, sondern auch die eigenen weißen Blutkörperchen an und verringern deren Lebensdauer, vor allem, wenn zu wenig von dem Schutz-Enzym Glutathionperoxidase vorhanden ist. Und dieses Schutz-Enzym wiederum kann bekanntlich nur aktiv sein, wenn genügend Selen im Blut vorhanden ist.

Dazu meint Prof. Dr. Schrauzer: »Durch eine Erhöhung der Selen-Zufuhr ließe sich bei AIDS-Gefährdeten vermutlich eine Steigerung der körpereigenen Immunabwehr erzielen. Da es sich nun bei Bio-Selen lediglich um die Zufuhr eines natürlichen Spurenelementes in Form eines Nährstoffes handelt, stünde es zur Vorbeugung sofort weltweit zur Verfügung.«

Die Selen-Zukunft hat begonnen
Ein Nachwort

Zweifelsohne hat die Zukunft des Selens bereits begonnen. Die vielen neuen Erkenntnisse gegen eine Reihe von spektakulären Krankheiten unserer Zeit beweisen es. Dazu kommt die Tatsache, daß in Sachen Selen viele Aktionen auf Seiten der Wissenschaft und Medizin gesetzt werden. Eine davon ist, daß es in der Bundesrepublik Deutschland seit dem Jahr 1985 die »Deutsche Gesellschaft zur Erforschung des Selens« gibt.

Im selben Jahr wurde erstmals einem deutschen Selenforscher, nämlich Dr. A. Wendel, von der chinesischen Universität Xiang die Ehrenprofessorwürde für seine großen Verdienste um das Selen verliehen.

Und seit diesem Jahr finden zum Thema Selen, Vitamin E und Krebs laufend Ärztekongresse statt. Den Anfang machten Veranstaltungen in Wien, Helsinki und zahlreichen Städten der USA.

Es gibt kaum ein Ernährungssymposium, auf dem heute nicht das Thema Selen zur Sprache kommt.

Ganz wichtig ist, daß wir alle erkennen: Wir haben mit dem Wissen um das Selen eine Möglichkeit, rechtzeitig unser Immunsystem zu stärken und gegen sämtliche gefährlichen Angriffe auf unsere Gesundheit zu unterstützen.

Denn es erscheint fast unglaublich – bei genauer Überlegung aber verständlich –, wie stark die Verbindung zwischen Selen-Mangel und dem Auftreten bestimmter Krankheiten ist. Und da wieder bewegt viele von uns am meisten das Thema Krebs.

Das ist kein Wunder.

Von zehn Menschen haben in der internationalen Statistik sieben Angst vor Krebs. Und diese Angst ist nicht unberechtigt. Etliche denken einfach sofort an Krebs, wenn der Arzt eine genaue Untersuchung anordnet, wenn er Gewebeproben macht, wenn verdächtige Symptome auftauchen. Die Zahlen, die uns Wissenschaftler für die Zukunft nennen, sind erschütternd: Prof. Dr. Jerzy Einborn, Präsident der Europäischen Krebsforschungsinstitute in Stockholm, erklärte auf der Jahreshauptversammlung im Deutschen Krebsforschungszentrum in Heidelberg im Jahr 1987: »Im Jahr 2000 wird es 2 Millionen Krebskranke geben. Und nach dem gegenwärtigen Stand der Medizin können 50 Prozent davon geheilt werden.«

Das bedeutet: Jeder dritte Europäer ist in Gefahr, an Krebs zu erkranken. In vorderster Reihe werden bei den Frauen Brustkrebs, bei den Männern Prostatakrebs und bei beiden Dickdarmkrebs stehen.

Trotz dieser Zahlen ist Panikmache sinnlos. Man sollte immer wieder betonen: Es muß nicht immer gleich Krebs sein, wenn man krank wird. Niemand darf sich von der verbreiteten Krebsangst überrollen lassen. Sinnvoller ist es, diese Angst mit zuversichtlichem Blick in die Zukunft und vielleicht auch in die Selen-Forschung abzubauen.

Mancher wird nun fragen: Kann man denn vorbeugend etwas gegen den Krebs tun? Muß man diese Geißel der Menschheit als schicksalgegeben hinnehmen?

Die neueste internationale Krebsforschung belehrt uns eines Besseren. Krebs – so weiß man heute – bedeutet: Natürliche äußere und körpereigene Bio-Störstoffe im Organismus, aggressive Umweltschadstoffe, Gifte, Radioaktivität greifen permanent unsere Zellen an. Und diese Vorgänge passieren nicht nur bei Krebs, sondern in nahezu gleichem Maße beim Altern und bei vielen, vielen anderen Erkrankungen.

Wenn nun unsere Zellen genügend Widerstand, genügend Immunkraft besitzen, dann haben es all die Angreifer schwerer und werden sehr oft ihr Zerstörungswerk nicht verrichten können.

Ich habe versucht, Sie in dem vorliegenden Buch aufgrund weltweiter Forschungen in den USA, Großbritannien, in den skandinavischen Ländern und in der Bundesrepublik Deutschland mit dem natürlichen Spurenelement Selen vertraut zu machen, das als Bio-Selen oder mit Vitamin E als Bio-Selen Protecton immer mehr Bedeutung in der Schutz-Therapie gegen Krebs und andere Krankheiten gewinnt.

Wer die faszinierende Arbeit des Selen im Organismus kennt, für den sind viele Leiden nicht mehr undefinierbar, unerklärlich und rätselhaft. Sie sind eben die Folge von geschwächten, permanent angegriffenen Zellen. Und dagegen können wir mit Bio-Selen etwas tun. Es gilt, das grundlegende Immunsystem in uns zu festigen, zu einer uneinnehmbaren oder schwer einnehmbaren Burg zu machen.

Viele Ärzte und Wissenschaftler sagen aufgrund ihrer Erfahrungen: Mit der Erforschung des Selens sind wir dieser Zielvorstellung um ein gutes, hoffnungsvolles Stück nähergekommen ...

Literaturnachweis

J. R. Andreesen, Anaerobes and anaerobic infections«, Fischer Verlag, Stuttgart, 1980

Ärztezeitung Nr. 6/1983

Ärztezeitung Nr. 28/1985

H. Bankhofer, »Essen ohne Gift«, Delphin Verlag, 1983

K. H. Bauer, »Das Krebsproblem«, Springer Verlag, Berlin, 1963

T. A. Brown/A. Shrift, »Selenium: Toxicity and tolerance in higher plants«, Biologic Review 57/1982

G. F. Combs, »Selenium and Vitamin E in protection of biological membranes«, Federation Proceedings Nr. 11/1975

»Daily News«, 4. August 1978

F. Dusika, »Dicke essen zuwenig«, Verlag Kremayr & Scheriau, Wien, 1982

H. B. Demopoulos, »Health and Nutrition«, Huma Kinetics Publishers Inc., Chanpaign, 1986

P. Dürre/J. R. Andreesen, »Biologie in unserer Zeit«, Nr. 1/1986

»Die neue Ärztliche«, Nr. 130/1986

J. Edwards/P. Rubbins, »Selenium«, Kogan Page Ltd., London, 1979

F. Kieffer, »Spurenelemente steuern die Gesundheit«, Sandoz-Boulletin 1979

F. Kieffer, »Besseres Leben«, Nr. 5/1984

F. Kieffer, »Ars Medici«, Nr. 2/1987

L. Flohe/W. A. Günzler/G. Löschen, »Trace Metals in Health and Disease«, Raven, New York, 1979

»Gesundheitspolitische Umschau«, Nr. 9/1984

H. Habermeier, »Erfahrungsheilkunde«, Nr. 4/1985

S. Levine, »Orthomolekular«, Nr. 1/1986

S. Levine, »Orthomolekular«, Nr. 14/1985

S. Levine, »Orthomolekular«, Nr. 12/1983

A. Lewis, »Selen«, Semmelweiß-Verlag, Hoya, 1982

»Prevention – America's Leading Health Magazin«, Juni 1979, September 1986, Februar 1985

J. Pallauf, »Die Bedeutung der Spurenelemente in der Ernährung«, Schriftenreihe der Schweizer Vereinigung für Ernährung, Nr. 58/1986

I. Rosenfeld/O. A. Beath, »Selenium: geobotany, biochemistry, toxicity and nutrition«, Academie Press, New York, 1964

G. N. Schrauzer, »Münchner Medizinische Wochenschrift«, Nr. 29/1985

G. N. Schrauzer, »Selen«, Verlag für Medizin Dr. Ewald Fischer, Heidelberg, 1983

G. N. Schrauzer, »Mineralien und Spurenelemente in Klinik und Praxis«, Verlag für Medizin Dr. Ewald Fischer, Heidelberg, 1984

K. H. Schmidt, »Strahlenbelastet«, Mosaik Verlag, 1986

Symposiums-Bericht »Selen und Krebsentstehung«, Amerikanisches Institut für Ernährung, St. Louis, Missouri, 1984

»Selectra«, Nr. 41/1982

»Science«, 24. Jänner 1986

R. J. Shamberger, »Biochemistry of Selenium«, Plenum Press, New York, 1983

A. Shrift, »Selenium compounds«, J. Wiley, New York, 1973

T. C. Stadtman, »Selenium in Biology and Medicine«, Avi Publishing Co, Inc., Westport, 1981

H. Treptow, »Selen in Lebensmitteln«, Alimenta Nr. 17/1978

E. J. Underwood, »Trace Elements in Human and Animal Nutrition«, Academic Press, New York, 1977.

O. Warburg, »Schwermetalle als Wirkungsgruppen von Fermenten«, Verlag Dr. Werner Saenger, Berlin, 1976

R. A. Zingaro/W. C. Cooper, »Selenium«, Van Nostrand Reinhold, New York, 1974

Register

Herbig Gesundheitsratgeber

Katja Akerberg
*Die Akerberg-Methode
in Medizin und Umwelt.*
208 Seiten

**Professor
Hademar Bankhofer**
Bioselen
Natürlicher Schutz für
unser Abwehrsystem.
176 Seiten

Gesundheits-Tips
Die besten Ratschläge aus
seinen Fernsehsendungen.
192 Seiten

Hautnah schön
Der komplette Ratgeber für
die perfekte Pflege von Haut
und Haaren.
176 Seiten

**Franz Beckenbauer/
Manfred Köhnlechner**
Ich mach mit – ich werde fit
Das 14-Tage-Programm
128 Seiten mit separatem
Übungsheft m. 32 S. s/w-Abb.
zum Herausnehmen

Hauke Brost
Herztraining
So verhüten Sie den
Herzinfarkt.
160 Seiten

Jogging für den Kopf
192 Seiten mit zahlr. Übungen

**Dr. med.
Bernd Dörflinger**
Sorge vor – lebe länger!
Ihr ganz persönliches Pro-
gramm zum Gesundbleiben.
200 Seiten

**Dr. med.
Hermann Geesing**
Allergie-Stop
So findet Ihr Immun-System
die richtigen Antworten auf
die Umwelt.
Mit Allergie-Suchdiät.
200 Seiten

*Die beste Waffe des Körpers:
Enzyme*
Aktivieren Sie Ihre
Biokatalysatoren.
168 Seiten

Heilfasten
Der Weg zur neuen Jugend.
160 Seiten

Herz-fit
Wie Sie mit einem gesunden
Kreislauf ein Leben lang
jung bleiben. 184 Seiten

Immun-Training
So stärken Sie Ihre körpereigenen Abwehrkräfte.
224 Seiten

Die Immun-Trainings-Diät
So steigern Sie Ihre körpereigenen Abwehrkräfte.
Mit den bewährten Rezepten
aus dem Schwarzwald
Sanatorium Obertal.
192 Seiten